卷三

凝和諸香

韓魏公濃梅香 又名返魂梅①

黑角沉半兩、丁香一分、鬱金半分、小麥麩炒令赤色。臘茶末一錢、麝香一字、定粉一米粒、即韶粉是。白蜜一盞。

右各爲末，麝先細研，取臘茶之半湯點澄清調麝，次入沉香，次入丁香，次入鬱金，次入餘茶及定粉，共研細。乃入蜜，使稀稠得宜，收沙瓶器中，窨月餘。取燒，久則益佳，燒時以雲母石或銀葉襯之。

黄太史跋云：余與洪上座同宿潭之碧湘門外舟中，衡岳花光仲仁寄墨梅二枝，扣船而至，聚觀於燈下。余曰：『祇欠香耳。』洪笑，發谷董囊，

取一炷焚之，如『嫩寒清曉行，孤山籬落間』。怪而問其所得，云自東坡得於韓忠獻家，知余有香癖而不相授，豈小鞭其後之意乎？洪駒父集古今香方，自謂無以過此。以其名意未顯，易之爲『返魂梅』云。

《香譜補遺》所載與前稍異，今併録之。

臘沉一兩、龍腦半錢、麝香半錢、定粉二錢、鬱金半兩、胯茶①末二錢、鵝梨二枚、白蜜二兩。

右先將梨去皮，用薑擦子上，擦碎細紐汁，與蜜同熬過，在一净盞内，調定粉、臘茶、鬱金香末，次入沉香、腦、麝，和爲一塊。油紙裹入瓷盒内，地窨半月取出。如欲遺人，圓如芡實，金箔爲衣，十丸作貼。

嵩州副宫李元老笑梅香

沉香、檀香、白豆蔻仁、香附子、肉桂、龍腦、麝香、金顔香各一錢，白芨二

①《香乘》卷十八此方用量丁香一錢、鬱金五分、白蜜一錢。

①胯茶，《香乘》卷十八作『臘茶』。

錢，馬牙硝二字，茘枝皮半錢。

右先入金顔香於乳鉢内細研，次入牙硝及腦、麝研細，餘藥别入杵臼内，搗羅爲末，同前藥再入乳鉢内研，滴水和劑，印作餅子，陰乾用，或小印雕『乾，元亨利貞』字印之佳。

笑梅香（一）①

榲桲二個、檀香半兩、沉香三錢、金顔香四錢、麝香二錢半。

右將榲桲割開頂子，以小刀子剔去穰并子，將沉、檀爲極細末入於内，將元割下頂子蓋著，以麻縷繫定。用生麵一塊裹榲桲在内，慢火灰燒，黄熟爲度，去麵不用，取榲桲研爲膏，别將麝香、金顔研極細，入膏内相和研匀。以木雕香花子印脱，陰乾燒。

笑梅香（二）

沉香、烏梅肉、芎藭、甘松各一兩，檀香半兩。

右爲末，入腦、麝少許，蜜和，瓷盒，旋取焚之。

笑梅香（三）①

棧香、丁香、甘松、零陵香各二錢，朴硝四兩，龍腦、麝香各半錢。

右研匀，次入腦、麝、朴硝、生蜜搜和，瓷盒封窨半月。

笑梅香（四）②

丁香百粒，茴香一兩，檀香、甘松、零陵香、麝香各二錢。

右細末，蜜和成劑，分爇之。

肖梅香③

韶腦四兩、丁香皮四兩、白檀二錢、桐炭六兩、麝香一錢。

右先搗丁、檀、炭爲末，次入腦、麝，熟蜜拌匀，杵三五百下，封窨半月取

①《香乘》卷十八此方麝香用量爲一錢。

①《香乘》卷十八此方朴硝用量爲一兩。

②《香乘》卷十八此方用量檀香、甘松、零陵香各五錢，麝香五分。

③《香乘》卷十八此方白檀用量爲五錢。

出爇之。

別一方加沉香一兩。

勝梅香①

歌曰：『丁香一分真檀半，降真、白檀。松炭篩羅一兩灰。熟蜜和勻入龍腦，東風吹綻嶺頭梅。』

鄙梅香②

沉香一兩，丁香、檀香、麝香各二錢，浮萍草。

右爲末，以浮萍草取汁，加少蜜和，捻餅燒之。

梅林香

沉香、檀香各一兩，丁香枝杖、樟腦各三兩，麝香一錢。

右除腦、麝別器細研，將三味懷乾，爲末，用煆過炭硬末二十兩與香末

①《香乘》卷十八此方丁香用量爲一兩。

②《香乘》卷十八此方麝香用量爲五分。

和勻，白蜜四十兩重湯煮，去浮蠟放冷，旋入杵臼①擣軟陰乾，以銀葉襯燒之。

浹梅香

丁香百粒，茴香一捻，檀香、甘松、零陵香各二兩，腦、麝少許。

右爲細末，煉蜜作劑爇之。

笑蘭香（一）②

白檀香、丁香、棧香、玄參各一兩，甘松半兩，黄熟香二兩，麝香一分。

右除麝香別研外，餘六味同擣爲末，煉蜜搜拌成膏，爇窨如常法。

笑蘭香（二）③

沉香、檀香、白梅肉各一兩，丁香八錢，木香七錢，牙硝半兩，研。丁香皮二錢，去粗皮。麝香少許，白芨末。

①杵臼，《香乘》卷十八作『臼杵』。

②《香乘》卷十八此方麝香用量爲二錢。

③《香乘》卷十八此方名『笑梅香』。

右爲細末，白芨煮糊和匀，入範子印花，陰乾燒之。

李元老笑蘭香①

揀丁香、味辛。木香、如鷄骨。沉香、刮净去軟白。檀香、脂膩。肉桂、味辛。回紇香附子各一錢，如無，以白豆蔻代之，以上六味同末。麝香、片白腦子各半錢，南硼砂二錢。先入乳鉢内研細，次入腦、麝同研。

右煉蜜和匀，更入馬勃二錢許，搜拌成劑，新油單紙封裹，入磁盒窨一百日取出，旋丸如豌豆狀。捻之漬酒名洞庭春。每酒一斤入香一丸，化開笋葉密封，春三日，夏秋一日，冬七日可飲，味甚清美。

靖老笑蘭香②

零陵香、藿香、甘松各七錢半，當歸一條，豆蔻一個，麝半錢，檳榔一個，木香、丁香各半兩，香附子、白芷各二錢半。

右爲細末，煉蜜和搜，入臼杵百下，貯瓷盒地坑埋窨一月，作餅燒如常法。

笑蘭香（三）

歌曰：『零藿丁檀沉木一，六錢藁本麝差輕。合和時用松花蜜，爇處無烟分外清。』

肖蘭香（一）

紫檀五兩，白尤妙。剉作小片，煉白蜜一斤，加少湯浸一宿，取出。銀器内炒微烟出。麝香、乳香各一錢，焊炭一兩。

右先將麝香入乳鉢，研細，次用好臘茶一錢，沸湯點澄清，將脚①與麝同研，候匀以諸香相和，入杵臼令得所如乾，少加浸檀蜜水拌匀，入新器中以紙封十數重，地窨窨月餘，可爇。

①檀香、片白腦子，《香乘》卷十八此方作『白檀香、白片腦』；一百日，作『一月』。

②《香乘》卷十八此方用量麝香少許，木香、丁香各五兩。

①將脚，《香乘》卷十八作『時』。

肖蘭香(二)①

零陵香、藿香、甘松各七錢，母丁香、官桂、白芷、木香、香附子各二錢，玄參三兩，沉香、麝香各少許。別研。

右煉蜜和勻，捻作餅子燒之。

勝肖蘭香②

沉香拇指大、檀香拇指大、丁香一分、丁香皮三兩、茴香三錢、甲香二十片、製過樟腦半兩、麝香半錢、煤末五兩、白蜜半斤。

右爲末，煉蜜和勻，入瓷器内封窨，旋丸爇之。

勝蘭香③

歌曰：『甲香一分煮三番，二兩烏沉三兩檀。水麝一錢龍腦半，異香清婉勝芳蘭。』

①《香乘》卷十八此方用量母丁香七錢、沉香二錢。

②《香乘》卷十八此方名作『勝笑蘭香』；《香乘》用量丁香二錢、茴香五分；製過，當作小字，注上文『甲香三十片』；樟腦，作『檀腦』。

③三兩檀，《香乘》卷十八作『一兩檀』；異香，作『蜜和』。

秀蘭香

歌曰：『沉藿零陵俱半兩，丁香一分麝三錢。細擣蜜和爲餅爇，秀蘭香似禁中傳。』

蘭蕊香①

棧香、檀香各三錢，乳香一錢，丁香三十粒，麝香半錢。

右細末，以蒸鵝梨汁和爲餅子，窨乾如常法。

蘭遠香

沉香、速香、黃連、甘松各一兩，丁香皮、紫藤香各半兩。

右爲細末，以蘇合油作餅爇之。

吴彦莊木犀香②

沉香一兩半、檀香二錢半、丁香五十粒、各爲末。金顔香三錢、別研，不用亦可。

①《香乘》卷十八此方乳香用量爲二錢。

②《香乘》卷十八此方用量沉香半兩、檀香二錢五分、丁香十五粒、木犀花五錢；金顔香無用量。吹，作『次』。

麝香少許、（入建茶清研極細。）腦子少許、（續入同研。）木犀花五盞。（已開未離披者，吹入腦、麝同研如泥。）

右以少許薄麪糊入所研三物中，同前四物和劑，範爲小餅，窨乾，如常法爇之。

智月木犀香

白檀一兩，（臘茶浸煼。）木香、金顔、黑篤耨、蘇合油、麝香、白芨末各一錢。

右爲細末，用皂兒膠鞕和入臼，杵千下，以花印脱之，依法窨燒之。

木犀香（一）[1]

降真香一兩，（剉屑。）檀香二錢，（别爲末作。）臘茶半胯。（碎。）

右以紗囊盛降真置磁器內，用去核鳳棲梨或鵝梨汁浸降真及茶，候軟透去茶不用，拌檀末窨乾。

木犀香（二）

採木犀未開者，以生蜜拌勻，不可蜜多，實捺入瓷器中，地坑埋窨，愈久愈奇。取出，於乳鉢內研勻，成餅子，油單裹收，逐旋取燒。採花時，不得犯手剪取爲妙。

木犀香（三）

日未出時，乘露採岩桂花含蕊開及三四分者[1]，不拘多少，煉蜜，候冷，拌和以溫潤爲度，緊築入有油瓷罐中，以蠟紙密封罐口，掘地坑深三尺許，窨一月或二十日，用銀葉襯燒之。花大開即無香。

木犀香（四）

五更初，以竹箸取岩桂花未開蕊者，不拘多少，先於瓶底入檀香少許，方以花蕊入瓶，候滿，加梅花腦子糝，花上皂紗幕瓶口，置空所日收夜露四五次，少

---

①《香乘》卷十八此方檀香用量爲一錢。

①者，《香乘》卷十八作『煮』。

用生熟蜜相半①，澆瓶中，蠟紙封窨，爇如常法。

木犀香（五）

沉香、檀香各半兩，茅香一兩。

右爲末，以半開木犀花十二兩，擇②去蒂，研成膏，搜作劑，入石臼，杵千百下，脱花樣，當風處，陰乾爇之。

桂花香

冬青樹子、桂花香。即木犀。

右以冬青樹子絞汁，與桂花同蒸，陰乾爐内爇之。

桂枝香

沉香、降真各等分。

右劈碎碎，以水浸香上一指，蒸乾爲末，蜜劑焚。

①半，《香乘》卷十八作『拌』。

②擇，《香乘》卷十八作『摘』。

杏花香（一）①

附子、沉、紫檀香、棧香、降真香各十兩，甲香、製。薰陸香、篤耨香、塌乳香各五兩，丁香、木香各二兩，麝半兩，腦二錢。

右爲末，入薔薇水勻和作餅子，以琉璃瓶貯之，地窨一月，爇之有杏花韵度。

杏花香（二）②

甘松、芎藭各半兩，麝香少許。

右爲末，煉蜜和勻，丸如彈子大，置爐中，旖旎可愛，每迎風燒之尤妙。

吴顧道侍郎花③

白檀五兩，細剉，以蜜二兩熱湯化開，浸香三宿，取出於銀盤中，入杉木夫炭内炒紫色，同搗爲末。

麝香一錢、另研。臘茶一錢。湯點澄清，用稠脚。

①《香乘》卷十八此方作：附子沉、紫檀香、棧香、降真香各一兩，甲香、薰陸香、篤耨香、塌乳香各五錢，丁香、木香各二錢，麝香五分，梅花腦三分。

②《香乘》卷十八此方用量麝香爲二分。

③《香乘》卷十八此方名作『吴顧道侍郎杏花香』；入杉木夫炭内炒紫色，四庫本作『紫色入杉木夫炭内炒』，據《香乘》改。

右同拌令勻，以白蜜八兩搜和，入乳鉢槌碎數百，貯瓷器，仍鎔蠟固縫，地窨月餘可爇矣，久則佳，若合多，可於臼中擣之。

百花香（一）①

甘松、去土。棧香、剉碎如米。沉香、臘茶末同煮半日。玄參筋脉少者洗净，槌碎炒焦。各一兩，檀香半兩，剉如豆，以鵝梨二個取汁浸，銀器内盛蒸三五次，以汁盡爲度。丁香、臘茶半錢同煮半日。麝香、另研。縮砂仁、肉豆蔻各一錢，龍腦半錢。研。

右爲細末羅勻，以生蜜搜和，擣百卅杵，捻作餅子，入磁盒封窨，如常法爇。

百花香（二）

歌曰：『三兩甘松別本作一兩。一分芎②，別本作半兩。麝香少許蜜和同。丸如彈子爐中爇，一似百花迎曉風。』

野花香（一）

沉香、檀香、丁香、丁香皮、紫藤香懷乾。各半兩，麝香二錢，樟腦少許，杉木炭八兩。研。

右以蜜一斤重湯煉過，先研腦、麝和勻入香，搜蜜作劑，杵數百，瓷盒地窨，旋取，捻餅子燒之。

野花香（二）①

棧香、檀香、降真香各一錢，舶上丁皮三分，龍腦一錢，麝香半字，炭末半兩。

右爲細末，入炭末拌勻，以煉蜜和劑，捻作餅子，地窨，燒之。如要烟聚，入製過甲香一字，即不散。

野花香（三）

①《香乘》卷十八此方丁香用量爲一兩，臘茶無用量。

②一分芎，《香乘》卷十八作「一兩芎」。

①《香乘》卷十八此方用量棧香、檀香、降真香各一兩，舶上丁皮五錢，龍腦五分。

棧香、檀香、降真香各三兩，丁香皮一兩，韶腦二錢，麝香一字。

右除腦、麝別研外，餘擣羅爲末，入腦、麝拌匀，杉木炭三兩燒存性爲末，煉蜜和劑，入臼，杵三五百下，瓷器内收貯，旋取分爇之。

野花香（四）①

大黄一兩，丁香、沉香、玄參、白檀、寒水石各五錢。

右爲末，以梨汁和作餅子燒。

後庭花香②

檀香、棧香、楓乳香各一兩，龍腦二錢，白芨末。

右爲細末，以白芨作糊和匀，脱花様，窨燒如常法。

洪駒父荔支香③

荔支殼，不拘多少。麝香一個。

右以酒同浸二宿，封蓋飯上蒸之以爲度，臼中燥之擣末，每十兩，重加入真麝香一字，蜜和作丸，爇如常法。

荔支香①

沉香、檀香、白豆蔻仁、西香附子、肉桂、金顔香各一錢，馬牙硝、龍腦、麝香各半錢，白芨、新荔支皮各二錢。

右先將金顔香放乳鉢内細研，次入牙硝，入腦、麝，別研諸香爲末，入金顔研匀，滴水和劑，脱花爇。

柏子香

柏子實不計多少。帶青色未破未開者②。

右以沸湯綽③過，細切，以酒浸，密封七日取出，陰乾爇之。

酴醿香

①《香乘》卷十八此方大黄用量爲五錢，且無「寒水石」。
②《香乘》卷十八此方無「白芨末」；檀香，作「白檀」。
③《香乘》卷十八此方製作：右以酒同浸二宿，封蓋飯甑上蒸之，以酒乾爲度，日中曬之爲末，每一兩重加麝香一字，煉蜜和劑作餅，燒如常法。

①《香乘》卷十八此方用量沉香、檀香、白豆蔻仁、西香附子、肉桂、金顔香各一兩，馬牙硝五錢。
②未破未開者，《香乘》卷十八作「未開破者」。
③綽，《香乘》卷十八作「焯」。

歌曰：『三兩玄參一兩松①，一枝楦子②蜜和同。少加真麝并龍腦，一架酴醾落晚風。』

黃亞夫野梅香

降真香四兩、臘茶一胯。

右以茶爲末，入井花水一碗，與香同煮，水乾爲度。節③去臘茶，碾降真爲細末，加龍腦半錢和匀，白蜜煉令過熟，捜作劑，丸如鷄頭大，或散燒。

江梅香(一)④

零陵香、藿香、丁香各半兩，懷乾。茴香半錢，龍腦少許，麝香少許。乳鉢内研，以建茶湯和，洗之。

右爲末，煉蜜和匀，捻餅子，以銀葉襯燒之。

江梅香(二)⑤

歌曰：『百粒丁香一撒茴，麝香少許可堪裁。更加五味零陵葉，百斛濃熏江上梅。』

蠟梅香①

沉香、檀香各三錢，丁香六錢，龍腦半錢，麝香一錢。

右爲細末，生蜜和劑爇之。

雪中春信(一)

沉香一兩，白檀、丁香、木香各半兩，甘松、藿香、零陵香各七錢半，回鶻香附子、白芷、當歸、官桂、麝香各三錢②，檳榔、豆蔻各一枚。

右爲末，煉蜜和餅，如棋子大，或脱花樣，燒如常法。

雪中春信(二)

香附子四兩、鬱金二兩、檀香一兩，建茶煮。麝香少許、樟腦一錢，石灰製。羊

①一兩松，《香乘》卷十八作「二兩松」。
②楦子，《香乘》作「楂子」。
③節，《香乘》卷十八作「篩」。
④《香乘》卷十八此方用量茴香、龍腦各半兩。
⑤一撒茴，《香乘》卷十八作「一撮茴」；濃熏，作「濃香」。

①《香乘》卷十八此方麝香用量爲一字。
②各三錢，《香乘》卷十八作「各二錢」。

脛炭四兩。

右爲末，煉蜜和勻，焚、窨如常法。

雪中春信(三)①

檀香半兩，棧香、丁香皮、樟腦各一兩二錢，麝香一錢，杉木炭二兩。

右爲末，煉蜜和勻，焚、窨如常法。

春消息(一)②

丁香、零陵香、甘松各半兩，茴香、麝香各一分。

右爲粗末，蜜和得劑，以磁盒貯之，地坑内窨半月。

春消息(二)

丁香百粒，茴香半合，沉香、檀香、零陵香、藿香各半兩。

右爲末，入腦、麝少許，和窨同前，兼可佩帶。

春消息(三)①

甘松一兩，零陵香、檀香各半兩，丁香百顆，茴香一撮，腦、麝各少許。

和窨并如前法。

洪駒父百步香 又名萬斛香②

沉香一兩半，棧香、檀香、以蜜酒湯少許，别炒極乾。製甲香各半兩、别末。零陵葉、同研，篩羅過。龍腦、麝香各三分。

右和勻，熟蜜和劑，窨爇如常法。

百里香

荔支皮千顆，須閩中來，用鹽梅者。甘松、棧香各三兩，檀香、蜜拌炒黄色。製甲香各半兩，麝香一錢。别研。

右細末，煉蜜和。令稀稠得所。盛以不津器，坎埋之，半月取出，爇之。

①《香乘》卷十八此方檀香用量爲一兩二錢。

②《香乘》卷十八此方茴香用量爲二分。

①《香乘》卷十八此方丁香用量爲十顆，茴香無用量。

②《香乘》卷十六此方用量零陵葉、龍腦、麝香各三錢。

再投少許蜜，捻作餅子，亦可，此蓋裁損聞思香也。

黃太史四香

意和①

沉、檀爲主，每沉二兩半、檀一兩，斫小博骰，取榠查液漬之，液過指許，三日乃煮，瀝其液，温水沐之。紫檀爲屑，取小龍茗末一錢，沃湯和之，漬晬時，包以濡竹紙數熏，炰之。螺甲半兩，弱磨去齟齬，以胡麻膏熬之色正黃，則以蜜湯遽洗之，無膏氣乃已。青木香末。以意和四物，稍入婆律膏及麝二物，惟少以棗肉合之，作模如龍涎香狀，日暵之。

意可②

海南沉水香三兩，得火不作柴桂烟氣者。麝香檀一兩，切焙，衡山亦有之，宛不及海南來者。木香四錢，極新者，不焙。玄參半兩，剉熠。炙甘草末二兩，焰硝末一錢，甲香一錢，浮油煎令黃色，以蜜洗去油，復以湯洗去蜜，如前治法而末之。婆律膏及麝各三錢。別研，香成旋入。以上皆末之，用白蜜六兩熬去沫，取五兩和香末匀，置瓷盒窨如常法。

①《四庫》闕「意和」二字，據《香乘》卷十七補。《香乘》二兩半，作「一兩半」；晬，作「碎」；數熏，作「數重」；日暵，作「日熏」。

②《香乘》卷十七此方用量炙甘草末二錢、甲香一分；另無「用白蜜六兩……窨如常法」。

山谷道人得之於東溪老，東溪老得自歷陽公，其方①初不知其所自，始名宜愛，或曰此江南宮中香，有美人字曰宜，甚愛此香，故名宜愛。不知其在中主、後主時耶？香殊不凡，故易名意可，使衆業力無度量之意。鼻孔繞二十五，有求覓增上，必以此香爲可，何況②酒款玄參，茗熬紫檀，鼻端已霈然乎？且自③得無生意者④，觀此香莫處處穿透，亦必爲可耳。

深静⑤

海南沉香二兩，羊脛炭四兩。沉水剉如小博骰，入白蜜五兩，水解其膠，重湯慢火煮半日許，浴以温水，同炭杵爲末，馬尾篩，下之以煮蜜爲劑，窨四十九日出之，入婆律膏三錢、麝一錢，以安息香一分和作餅子，亦得以瓷盒貯之。

①其方，四庫本作「多方」，據《香乘》卷十七改。

②何況，四庫本作「何沉」，據《香乘》卷十七改。

③乎且自，四庫本作「平直是」，據《香乘》卷十七改。

④生意者，《香乘》卷十七作「主意者」。

⑤爲余處此香，《香乘》卷十七作「爲予製此香」；苞丁之仞，作「苞丁之刃」。

①《香乘》卷十七此方用量海南沉水一兩、紫檀二兩半；妙令紫色，作「炒令紫色」；一日，作「一月用」；饋，作「香餅」。

①《香乘》卷十七闕「揀丁香五粒」；丁香皮，作「丁香」；五科，作「五料」。

荆州歐陽元老爲余處此香，而以一斤許贈別。元老者，其從師也，能受匠石之斤，其爲吏也，不剉庖丁之刎，天下可人也。此香恬澹寂寞，非世所尚，時時下帷一炷，如見其人。

小宗①

海南沉水香一分，剉。棧香半兩，剉。紫檀三分半，生，用銀石器妙令紫色。三物皆令如鋸屑。蘇合油二錢，製甲香一錢，末之。麝一錢半，研。玄參半錢，末之。鵝梨二枚，取汁。青棗二十枚，水二碗煮，取小半盞同梨汁浸沉、棧、檀，煮一伏時，緩火取，令乾，和入四物。煉蜜令小冷，搜和得所，入瓷盒窨一日。

南陽宗少文嘉遁江湖之間，援琴作《金石弄》，遠山皆與之應聲，其文獻足以配古人。孫茂深亦有祖風，當時貴人欲與之游不可得，乃使陸探微畫其像挂壁間觀之。茂深惟喜閉閤焚香，遂作此饋之。時謂少文太宗，茂深小宗，故名小宗香。大宗、小宗，《南史》有傳。

藍成叔知府韵勝香①

沉香、檀香、麝香各一錢，白梅肉、焙乾秤。丁香皮各半錢，揀丁香五粒，木香一字，朴硝半兩。別研。

右爲細末，與別研二味入乳鉢拌勻，密器收，每用薄銀葉，如龍涎法燒之少歇即是。硝融隔火氣，以水勻澆之，即復氣通氤氲矣。乃鄭康道御帶傳於藍，藍嘗括於歌曰：「沉檀爲末各一錢，丁皮梅肉減其半。揀丁五粒木一字，半兩朴硝柏麝拌。」此香韵勝以爲名，銀葉燒之，火宜緩。蘇韜光云：「每五科用丁皮、梅肉各三錢，麝香半錢重，餘皆同，且云以水滴之，一炷可留三日。」

元御帶清觀香

沉香四兩，金顔香，別研。石芝、檀香各二錢半，末。龍涎①二錢，麝香一錢半。

右用井花水和匀，礶石礶細，脱花爇之。

脱浴香

香附子，蜜浸三日，慢火焙乾。零陵香酒浸一宿，慢火焙乾。各半兩，橙皮②、焙乾。楝花、㗖乾。榠查核③、茘支殻各一兩。

右并精細揀擇爲末，加龍腦少許，煉蜜拌匀，入瓷盒封窨，十餘日取燒。

文英香④

甘松、藿香、茅香、白芷、麝、檀香、零陵香、丁香皮、玄參、降真香各二兩，白檀香半兩。

右爲末，煉蜜半斤，少入朴硝，和香爇之。

心清香⑤

沉、檀各一指大，母丁香一分，丁香皮三錢，樟腦一兩，麝香少許，無縫炭四兩。

右同爲末拌匀，重湯煮蜜，去浮泡和劑，瓷器守窨。

瓊心香

棧香半兩，檀香一分，臘茶清煮。丁香三十粒，麝香半錢，黄丹一分。

右爲末，煉蜜和膏爇之。又一方，用龍腦少許。

大真香①

沉香一兩半，白檀一兩，細剉，白蜜半盞相和，蒸乾。棧香二兩，甲香一兩，製。腦、麝各一錢。研入。

右爲細末和匀，重湯煮蜜爲膏，作餠子，窨一月燒。

大洞真香②

①龍涎，《香乘》卷十七作「龍腦」。
②橙皮，《香乘》卷十七作「棖皮」。
③榠查核，《香乘》卷十七作「榠樝子」。
④《香乘》卷十七此方無「藿香、零陵香」。
⑤《香乘》卷十七此方丁皮香用量爲三分；各一指大，母丁香，作「各一拇指大，丁香」。

①《香乘》卷十七此方名「太真香」；沉香用量爲一兩。
②《香乘》卷十七此方用量甘松、零陵香、藿香葉各二兩。

乳香、白檀、棧香、丁皮、沉香各一兩，甘松半兩，零陵香。

右細末，煉蜜和膏爇之。

天真香①

沉香三兩，剉。丁香、新好。麝香木剉炒。各一兩，玄參、洗切微炒香。生龍腦各半兩，別研。麝香三錢，另研。甘草末二錢，焰硝少許，甲香一分。製過。

右爲末，與腦、麝和勻，用白蜜六兩煉，去泡沫，入焰硝及香末，丸如鷄頭大，爇之，熏衣最妙。

玉蕊香（一）一名百花香②

白檀、丁香、棧香、玄參各一兩，甘松半兩，淨。黄熟香二兩，麝一分。

煉蜜爲膏，和，窨如常法。

玉蕊香（二）③

①《香乘》卷十七此方甲香用量爲一錢；麝香木，作『麝檀香』。

②《香乘》卷十七此方用量玄參二兩、麝香三分。

③《香乘》卷十七此方用量玄參半兩，白檀二錢。

玄參半斤，銀器内煮乾再炒，令微烟出。甘松四兩，白檀二兩。剉。

右爲末，真麝香、乳香各二錢研，入煉蜜，丸芡子大。

玉蕊香（三）①

白檀四兩，丁香皮八錢，韶腦四錢，安息香一錢，桐木夫炭四錢，腦麝少許。

右爲末，煉蜜劑，油紙裹瓷器貯之，入窨半月。

廬陵香

紫檀七十二銖，即三兩②，屑之，蒸一兩半。棧香十二銖，半兩。沉香六銖，一分。麝香三銖，一錢字。蘇合香五銖，二錢二分，不用亦可。甲香二銖半，一錢，製。玄參末一銖半。半錢。

右用沙梨十枚切片，研絞取汁。青州棗二十枚，水二碗，濃煎汁，浸紫檀一夕，微火煮，滴入煉蜜及焰硝各半兩，與諸香研和，窨一月爇之。

①《香乘》卷十七此方白檀用量爲四錢。

②三兩，《香乘》卷十七作『二兩』。

康漕紫瑞香

白檀一兩、錯末。羊脛骨炭半秤。擣羅。

右用蜜九兩，瓷器重湯煮熟，先將炭煤與蜜搜勻，次入檀末，更用麝香半錢，或一錢，別器研細，以好酒化開，灑入前件藥劑，入瓷罐封窨一月，旋取爇之，久窨尤佳。

靈犀香①

鷄舌香八錢、甘松三錢、靈靈香各一兩半。

右爲末，蜜煉和劑，窨燒如常法。

仙萸香

甘菊蕊、乾。檀香、靈靈香、白芷各一兩，腦、麝各少許。

右爲末，以梨汁和劑，作餅子晒乾。

降仙香

檀香末四兩，蜜少許，和爲膏。玄參、甘松各二兩，川靈靈一兩，麝少許。

右爲末，以檀香膏子和之，如常法窨爇。

可人香①

歌曰：『丁香一分沉檀半，腦麝二錢中半良。二兩烏香杉炭是，蜜丸爇處可人香。』

禁中非烟（一）

歌曰：『腦麝沉檀俱半兩，丁香一分桂②三錢。蜜丸和細爲團餅，得自宣和禁闈傳。』

禁中非烟（二）③

沉香半兩，白檀四兩，劈作十塊，胯茶浸少許。丁香、降真、鬱金、甲香各二兩。

---

①《香乘》卷十七此方有『藿香一兩半』。

①《香乘》卷十七作『丁香沉檀各兩半，腦麝三錢中半良』。

②桂，《香乘》卷十七作『重』。

③《香乘》卷十七此方甲香用量爲三兩；胯茶，作『臘茶』。

右爲細末，入麝少許，以白芨末滴水和，捻餅窨爇。

復古東闌雲頭香①

占臘沉香十兩，金顔香、拂手香各二兩，蕃梔子、別研。石芝各一兩，梅花腦一兩半，龍涎、麝香各一兩，製甲香半兩。

右爲末，薔薇水和匀，如無，以淡水和之亦可，用⿰石達石⿰石達之，脱花，如常法爇。

崔賢妃瑶英香②

沉香四兩，金顔香二兩半，拂手香、麝香、石芝各半兩。

右爲細末，上石和⿰石達，捻餅子，排銀盞或盤内，盛夏烈日曬乾，以新軟刷子出其光，貯於錫盒内，如常法爇之。

元若虛揔管瑶英勝

龍涎一兩、大食梔子二兩、沉香十兩、上等。梅花腦七錢①、麝香當門子半兩。

右先將沉香細剉，⿰石達令極細，方用薔薇水浸一宿，次日再上⿰石達三五次，別用石⿰石達龍腦等四味極細，方與沉香相合，和匀再上石⿰石達一次，如水多用紙滲，令乾濕得所。

韓鈐轄正德香

上等沉香十兩，梅花片腦、蕃梔子各一兩，龍涎、石芝、金顔香、麝香肉各半兩。

右用薔薇水和，令乾濕得所，上⿰石達石細⿰石達，脱花爇之，或作數珠佩帶。

滁州公庫天花香

玄參四兩、甘松二兩、檀香一兩、麝香半錢。

右除麝香別研外，餘三味細剉如米粒許，白蜜六兩拌匀，貯瓷罐内，久窨

①《香乘》卷十七此方名「復古東閣雲頭香」；用量金顔香、佛手香各三兩，梅花片腦二兩半，龍涎香、麝香各二兩；占臘，作「真臘」。

②《香乘》卷十七此方金顔香用量爲三兩半。

①《香乘》卷十七在「梅花腦七錢」後有「雪白者」三字。

乃佳。

玉春新料香

沉香五兩，棧香、紫檀各二兩半，米腦一兩，梅花腦二錢半，麝香七錢半，木香、丁香各一錢半，金顔香一兩半，石脂半兩，好。白芨二兩半，胯茶一胯半。

右爲細末，次入腦、麝研勻，皂兒仁半斤濃煎膏，硬和杵千下，脱花陰乾刷光，瓷器收貯，如常法爇之。

辛押陁羅亞悉香①

沉香、兜婁香各五兩，檀香、甲香各二兩，製。丁香、大石芎、降真各半兩，鼊臨、別研，未詳，或異名。米腦、白。麝香各二錢，安息香三錢。

右爲細末，以薔薇水、蘇合油和劑，作丸或餅，爇之。

金龜香燈

香皮：每以烰炭研爲細末，篩過，用黄丹少許和，使白芨研細，米湯調膠，烰炭末勿令太濕。香心：茅香、藿香、零陵香、三賴子、柏香、印香、白膠香，用水如法煮，去松烟性，漉上待乾，成惟①碾，不成餅。已上香等分，挫②爲末，和令停③，獨白膠香中半，亦研爲末。以白芨爲末，水調和，捻作一指，大如橄欖形。以烰炭爲皮，如裹饅頭入龜印，却用針穿自龜口插，從龜尾出，脱去龜印，將香龜尾捻合焙乾。燒時從尾起，自然吐烟於頭，燈明而且香。每以油燈心或油紙撚火爇之。

金龜延壽香

定粉半錢、黄丹一錢、烰炭一兩，并爲末。

右研和，薄④糊調成劑，雕兩片龜兒印脱，裹別香在龜腹内，以布針從口穿到腹，香烟出從龜口，内燒灰冷，龜色如金。

①《香乘》卷十七此方用量檀香、甲香各三兩。

①惟，《香乘》卷二十五作「堆」。
②挫，《香乘》作「剉」。
③停，《香乘》作「匀」。
④薄，《香乘》卷二十五作「白芨作」。

瑞龍香

沉香一兩，占城麝檀、占城沉香各三錢，迦蘭木、龍腦各二錢①，大食梔子花、龍涎各一錢，檀香、篤耨各半錢，大食水五滴，薔薇水不拘多少。

右爲極細末，拌和令勻，於净石上磓如泥，入模脱。

華蓋香

腦、麝各一錢，香附子、去毛。白芷、甘松、零陵香葉、茅香、檀香、沉香各半兩，松蒳、草豆蔻各一兩，去殼。酸棗肉。以肥紅小者，濕生者尤妙。

右爲細末，煉蜜用棗水煮成膏汁，搜和令勻，水②臼搗之，以不粘爲度，丸如鷄頭實，燒之。

寶林香③

黄熟香、白檀香、棧香、甘松、去毛。藿香葉、荷葉、紫背浮萍各一兩，茅香半斤。去毛，酒浸，以蜜拌炒，令黄色。

右爲末，煉蜜和勻，丸如皂子大，無風處燒之。

巡筵香①

龍腦一分，乳香半錢，荷葉、浮萍、旱蓬、風松、水衣、松蒳各半兩。

右爲細末，煉蜜和勻，丸如彈子大，慢火燒之。從主人位，以净水一盞，引烟入水盞内，巡筵旋轉，香烟接了，去水盞，其香終而方斷。以上三方，亦名三寶殊薰。

寶金香②

沉、檀各一兩，乳香、别研。紫礦、金顔、别研。安息香、别研。甲香各一錢，麝香半兩、别研。石芝、净。白豆蔻各二錢，川芎、木香各半錢，龍腦三錢，别研。排香四錢。

①《香乘》卷十七在「龍腦各二錢」後有「金脚者」三字。

②水，《香乘》卷十七作「木」。

③《香乘》卷十七此方另有「零陵香葉一兩」。

①《香乘》卷十七此方龍腦用量爲一錢；旱蓬，作「旱蓮」；風松，作「瓦松」；三寶殊熏，作「三寶珠熏」；去水盞，四庫本闕「去」字，據《香乘》補。

②《香乘》卷十七此方用量紫礦、麝香、龍腦各二錢，川芎、木香各一錢；另有「排香四錢」。

右爲粗末，拌匀，煉蜜和劑，捻作餅，金箔爲衣，用如常法。

雲蓋香

艾葉、艾葯、荷葉、扁柏葉各等分。

右燒存性爲末，煉蜜和，别香作劑，用如常法，芬芳襲人。

佩熏諸香

篤耨佩香

沉香末一斤，金顔末十兩，大食梔子花、龍涎各一兩，龍腦五錢。

右爲細末，薔薇水徐徐和之得所，臼杵極細，脱範子，用如常法。

梅蕊香①

丁香、甘松、藿香葉、白芷各半兩，牡丹皮一錢，零陵香一兩半，舶上茴香一錢。

同㕮咀貯絹袋，佩之。

荀令十里香

丁香半兩强，檀香、甘松、零陵香各一兩，生腦少許，茴香半錢弱。略炒。

右爲末，薄紙貼，紗囊盛佩之。其茴香生則不香，過炒則焦氣，多則藥氣，少則不類花香，須逐旋斟酌添，使旖旎。

洗衣香

牡丹一兩，甘松一錢。

右爲末，每洗衣，最後澤水，入一錢香著衣上，經月不歇。

假薔薇面花①

甘松、檀香、零陵香、丁香各一兩，藿香葉、黄丹、白芷、香墨、茴香各一錢，腦、麝爲衣。

①《香乘》卷十九此方舶上茴香用量爲五分。

①《香乘》卷十九此方用量丁香、藿香葉各半兩，黄丹二分，白芷、茴香各五分，香墨無用量。

右爲細末，以熟蜜和，拌稀稠得所，隨意脱花，用如常法。

玉華醒醉香

採牡丹蕊，與荼蘼花清酒拌挹①潤得所，當風陰一宿，杵細，捻作餅子，窨乾，以龍腦爲衣。置枕間，芬芳襲人，可以醒醉。

衣香②

零陵香一斤，甘松、檀香各十兩，丁香皮、辛夷各半，茴香六分。

右搗粗末，入龍腦少許，貯囊佩之，香氣著衣，汗浥愈馥。

薔薇衣香③

茅香、零陵香、丁香皮各一兩，剉碎，微炒。白芷、細辛、白檀各半兩，茴香一分。

右同爲粗末，可爇可佩。

牡丹衣香

丁香、牡丹皮、甘松各一兩，同爲末。龍腦、別研。麝香各一錢。別研。

右同和，以花葉紙貼佩之，或用新絹袋貼著肉，香如牡丹。

芙蕖香①

丁香、檀香、甘松各一兩，零陵香、牡丹皮各半兩，茴香一分。

右爲末，入麝香少許研勻，薄紙貼之，用新帕子裹，出入着肉，其香如新開蓮花。臨時更入茶末、龍腦各少許，不可火焙，汗浥愈香。

御愛梅花衣香②

零陵葉四兩，藿香葉、檀香各二兩，甘松三兩，洗净，去土，乾，秤。白梅霜、搗碎，羅净，秤。沉香各一兩，丁香、搗。米腦各半兩，麝一錢半。別研。

以上諸香，并須日乾，不可見火，除腦、麝、梅霜外，一處同爲粗末，次入

①挹，《香乘》卷十九作「浥」。

②《香乘》卷十九此方用量丁香皮五兩、辛夷二兩，茴香二錢。

③《香乘》卷十九此方茴香用量爲三分（微炒）。

①《香乘》卷十九此方茴香用量爲二分（微炒）。

②《香乘》卷十九此方用量藿葉香三兩、麝香三錢；丁香搗，作「丁香剉」。

腦、麝、梅霜拌勻，入絹袋佩之。此乃内侍韓憲所傳。

梅花衣香①

零陵香、甘松、白檀、茴香各半兩，微炒。丁香一分，木香一錢。

右同爲粗末，入腦、麝少許，貯囊中。

梅萼衣香②

丁香二錢，零陵香、檀香各一錢，舶上茴香、木香各半錢，甘松、白芷各一錢半，腦、麝各少許。

右同剉。候梅花盛開，晴明無風雨，於黄昏前擇未開含蕊者，以紅綫繫定，至清晨日未出時，連梅蒂摘下。將前藥同拌陰乾，以紙衣貯紗囊佩之，旖旎可愛。

蓮蕊衣香③

蓮花蕊一錢，乾研。零陵香半兩，甘松四錢，藿香、檀香、丁香各三錢，茴香、白梅肉各一分，龍腦少許。

右爲末，入龍腦研勻，薄紙貼，紗囊貯之。

濃梅衣香①

藿香葉、早春茶芽各二錢，丁香十枚，茴香半字，甘松、白芷、零陵香各三錢。

右同剉，貯絹袋佩之。

裛衣香(一)

丁香、別研。鬱金各十兩，零陵香六兩，藿香、白芷各四兩，蘇合香、甘松、杜蘅各三兩，麝香少許。

右爲末，盛袋佩之。

①《香乘》卷十九此方丁香用量爲一錢。

②腦麝，《香乘》卷十九作『麝香』。

③《香乘》卷十九此方用量茴香二分(微炒)、白梅肉三分。

①《香乘》卷十九此方用量甘松、白芷、零陵香各三分。

裛衣香（二）

零陵香一斤，丁香、蘇合香各半斤，甘松三兩，鬱金、龍腦各二兩，麝香半兩。

右并須精好者，若一味惡即損許①香，同搗如麻豆，以夾絹袋貯之。

貴人絶汗香②

丁香一兩，爲粗末。川椒六十粒。

右以二味相和，絹袋盛而佩之，辟絶汗氣。

内苑蕊心衣香③

藿香、益智仁、白芷、蜘蛛香各半兩，檀香、丁香、木香各一錢。

右同搗粗末，裹置衣笥中。

勝蘭衣香④

零陵香、茅香、藿香各二錢，獨活、大黄各一錢，甘松錢半，牡丹皮、白芷、丁皮、桂皮各半錢。

以上用水浄洗，乾，再用酒略噴，碗盛蒸少時，用三賴子二錢，豆腐漿蒸，以盞蓋定，檀一錢，細剉，合和令匀，入麝香少許。

香爨

零陵香、茅香、藿香、甘松、松子、搥碎。茴香、三賴子、豆腐同蒸過。檀香、木香、白芷、土白芷、肉桂、丁香、丁皮、牡丹皮、沉香各等分，麝香少許。

右用好酒噴過，日曬乾，以剪刀切碎，碾爲生料，篩羅粗末，瓦罈收頓。

軟香（一）

丁香、加木香少許，同炒。心子紅①、若作黑色，不用。沉香各一兩，白檀、金顔、黄蠟、三賴子各二兩，龍腦半兩，三錢亦可。蘇合油不拘多少，生油少許，白膠香半斤。

①許，《香乘》卷十九作「諸」。
②《香乘》卷十九此方名作「貴人浥汗香」。
③《香乘》卷十九此方用量檀香、木香各二錢，丁香三錢。
④《香乘》卷十九此方用量甘松一錢半；丁皮，作「丁香」。

①《香乘》卷十九此方心子紅用量爲二兩。

灰水於沙鍋內煮，候浮上暑，掠入涼水搦塊，再用皂角水三四盞①，以香色白爲度，秤二兩入香用。

右先將蠟②於定磁器內溶開，次下白膠香，次生油，次蘇合油，攪勻，取碗置地，候大溫入衆香，每一兩作一丸，更加烏篤耨一兩尤妙。如造黑色者，不用心子紅，入香墨二兩，燒紅爲末，和劑如前法。可懷，可佩，可置扇柄把握。

軟香（二）③

篤耨香、檀香末、麝香各半兩，金顏香五兩，牙子香，爲末。蘇合油三兩，銀硃一兩，龍腦三錢。

右爲細末，用瓷器或銀器於沸湯鍋內頓放，逐旋傾入蘇合油，攪和停勻爲度，取出瀉入水中，隨意作劑。

軟香（三）④

沉香十兩，金顏香、棧香各二兩，丁香一兩，乳香半兩，龍腦一兩半，麝香三兩。

右爲細末，以蘇合油和，納磁器內，重湯煮半日，以稀稠得中爲度，以臼杵成劑。

軟香（四）①

沉香、爲細末。金顏香各半斤，細末。蘇合油四兩，龍腦一錢。細香。

右先以沉香末，和蘇合油，仍以冷水和成團，却搦去水；入金顏香、龍腦，又以水和成團，再搦去水；入臼，用杵三五千下，時時搦去水，以水盡，杵成團，有光色爲度。如欲鞕，更加金顏香；如欲軟，加蘇合油。

軟香（五）②

上等沉香末五兩，金顏香二兩半，龍腦一兩。

①《香乘》卷十九「三四盞」後有「煮之」二字。
②《香乘》「臘」前有「黃」字。
③《香乘》卷十九此方龍腦用量爲二錢。
④《香乘》卷十九此方用量龍腦五錢、麝香六錢。

①《香乘》卷十九此方金顏香用量爲二兩；鞕，作「硬」。
②《香乘》卷十九此方製作：蘇合油用量爲六兩。

右爲末，入蘇合油六兩半，用綿濾過，取浄油和香，旋旋看稀稠得所入油。如欲黑色，加百草霜少許。

軟香（六）

沉香、檀香、棧香各三兩，亞息香、梅花龍腦，甲香、製。松子仁各半兩，金顔香、龍涎、麝各一錢，篤耨油，隨分。杉木炭。以黑爲度。

右除腦、麝、松仁、篤耨外，餘皆取極細末。以篤耨油與諸香和匀爲劑。

廣州吴家軟香

金顔香半斤，研細。蘇合油二兩，沉香一兩，末。腦、麝各一錢，别研。黄蠟二錢，芝麻油一錢。臘月者，經年尤佳。

右將油蠟同銷鎔，放令微温，和金顔、沉末令匀，次入腦、麝與蘇合油同搜，仍於浄石版上，以木槌擊數百下，如常法用之。

翟仲仁運使軟香①

金顔香半兩，蘇合油三錢，腦、麝各一匙，烏梅肉二錢半。焙乾。

右先以金顔、腦、麝、烏梅肉爲細末，後以蘇合油相合和，臨時相度，鞭軟得所。欲色紅，加銀硃二錢半；欲色黑，加皂兒灰三錢存性。

寶梵院主軟香②

沉香二兩、金顔香半斤、細末。龍腦四錢、麝香二錢、蘇合油二兩半、黄蠟一兩半。

右細末，蘇合與蠟重湯鎔和，搗諸香，入腦子，更杵千餘下。

軟香（七）

金顔香半斤、極好者貯銀器，用湯煮，花細布紐浄③，研。蘇合油四兩、龍腦一錢、研細。麝香半錢、研細。心紅不計多少。色紅爲度。

①《香乘》卷十九名作『翟仁仲運使軟香』。其香方：金顔香（半斤），龍腦、麝香（各一字），蘇合油（以拌匀諸香爲度），烏梅肉（二錢半，焙乾）。銀硃二錢半，作『銀硃二兩半』；鞭，作『硬』。

②《香乘》卷十九此方用量沉香三兩，金顔香、麝香各五錢。

③用湯煮，花細布紐浄，《香乘》卷十九作『用湯煮化，細布扭浄』。

右先將金顏香搦去水，銀石銚内化開，次入蘇合油、麝香拌匀，續入龍腦、心紅，移銚去火，攪匀，取出作團如常法。

軟香（八）①

黄蠟半斤、溶成汁，濾净，却以净銅銚内下紫草，煎令紅，濾去草滓。檀香二兩、就鋪買細屑碾，令細篩過。金顏三兩、揀去雜物取净，秤，别研細作一處。滴乳香三兩、揀明塊者，用茅香煎水煮過，令浮成片如膏，須冷水中取出，待水乾，入乳鉢内細研。如粘鉢，則入鍛過醋焠來底赭石二錢同研，則不粘矣。沉香半兩、要極細末。蘇合油二兩、如結合時，先以生蘿蔔擦了乳，鉢則不粘，無則□□代之。生麝香三錢、净鉢内以茶清滴研細，却以其餘香拌起一處。銀硃隨意加入。以紅爲度。

右以蠟入瓮器大碗内，坐重湯中溶成汁，入蘇合油和成了停匀，却入衆香，以柳棒極匀，即香成矣。欲軟，用松子仁三兩，揉汁於内，雖大雪亦軟。

①《香乘》卷十九此方用量檀香一兩、蘇和油三錢；須，作『傾』；□□，作『以子』；瓮，四庫本闕，據《香乘》補。

軟香（九）①

檀香一兩、白梅煮，剉碎爲末。沉香半兩、丁香三錢、蘇合油半兩、金顏香二兩、蒸，如無揀好楓，滴乳香一兩，酒煮過代之。銀硃隨意。

右諸香皆不見火，爲細末打和，於甑上蒸，碾成爲香，加腦、麝亦可。先將金顏碾爲細末去滓。

軟香（十）②

金顏香、蘇合油各三兩，篤耨油一兩二錢，龍腦四錢，麝香一錢，銀硃四兩。

右先將金顏碾爲細末，去滓，用蘇合油坐熱，入黄蠟一兩坐化，逐旋入金顏香坐過了，腦、麝、篤耨油、銀硃打和，以軟笋籜包縛收。黄，則加蒲黄二兩；緑，則入緑二兩；黑，則入墨一二兩；紫，則入紫草，各量多少加

①《香乘》卷十九此方蘇和油用量爲半斤，無『金顏香二兩、銀硃隨意』。製作：以三種香拌蘇合油，不澤，再加油。

②《香乘》卷十九此方另有『銀硃四兩』；製作中蒲黄、緑、墨無用量。

入，以匀爲度。

熏衣香（一）①

茅香四兩，細剉，酒洗，微蒸。零陵香、甘松各半兩，白檀二錢，錯末。丁香二錢，白乾三個。焙乾取末。

右同爲粗末，入米腦少許，薄紙貼，佩之。

蜀主熏御衣香②

丁香、棧香、沉香、檀香、麝香各一兩，甲香三兩。製。

右爲末，煉蜜放冷，令匀，入窨月餘，用如前，見第一卷。

南陽宮主熏衣香③

蜘蛛香一兩，香白芷、零陵香、縮砂仁各半兩，丁香、麝香、當歸、豆蔻各一分。

共爲末，囊盛佩之④。

熏衣香（二）①

沉香四兩，棧香三兩，檀香一兩半，龍腦、牙硝、甲香各半兩，灰水洗過，浸一宿，次用新水洗過，復以蜜水去黄製用。麝香一錢。

右除麝、腦別研外，同粗末，煉蜜半斤和匀，候冷，入龍、麝。

新料熏衣香②

沉香一兩，棧香七錢，檀香半錢，牙硝一錢，甲香一錢，製如前。豆蔻一錢，米腦一錢，麝香半錢。

右先將沉、檀、棧爲粗末，次入麝拌匀，次入甲香并牙硝、銀硃一字，再拌煉蜜和匀，上糁腦子，用如常法。

《千金月令》熏衣香

沉香、丁香皮各二兩，鬱金二兩，細切。蘇合香、詹糖香各一兩，同蘇合和作餅。

①《香乘》卷十九此方丁香用量爲二錢半；白乾三個，作「白梅三個」。

②《香乘》卷十九此方用量麝香二錢，甲香一兩。

③《香乘》卷十九此方名「南陽公主熏衣香」；此方用量丁香三錢，麝香五分，當歸、豆蔻各一錢。

④四庫本闕「共爲末，囊盛佩之」，據《香乘》卷十九補。

①《香乘》卷十九此方用量牙硝、麝香各二錢，甲香四錢。

②《香乘》卷十九此方用量檀香五錢，米腦四錢，無「豆蔻一錢、麝香半錢」。

小甲香四兩半。以新牛糞汁二升①、水三升和煮，三分去二取出；以淨水淘，刮去上肉，焙乾；又以清酒二升、蜜半合和，煮令酒盡，以物攪，候乾，以水洗去蜜，暴乾，另爲末。

右將諸香末和勻燒熏，如常法。

熏衣梅花香

甘松、舶上茴香、木香、龍腦各一兩，丁香半兩，麝香一錢。

右件搗合粗末，如常法燒熏。

熏衣芬積香②

沉香二十五兩，剉。棧香、剉。檀香、剉，臘茶清炒黄。甲香、製法如前。杉木烰炭各二十兩，零陵葉、藿香葉、丁香、牙硝各十兩，米腦三兩，研。梅花龍腦二兩，研。麝香五兩，研。蜜十斤煉和香。

熏衣衙香①

生沉香、剉。棧香各六兩，剉。檀香、剉，臘茶清炒。生牙硝各十二兩，生龍腦、研。麝香各九兩，研。甲香六兩，炭灰煮二日，洗淨，再加酒、蜜同煮乾。白蜜。比香斤加倍，用煉熟。

右爲末研，入腦、麝，以蜜搜和令勻，燒熏如常法。

熏衣笑蘭香②

藿苓、甘芷木、茴丁、茅賴、芎黄，和桂心、檀麝、牡丹皮加減用。酒噴日曬絳囊盛。

右以蘇合油揉勻，松茅酒洗，三賴米泔浸，大黄蜜蒸，麝香逐裹脿入，熏衣加彊蠶，常帶加白梅肉。

塗傅諸香

傅身香粉

①二升，《香乘》卷十九作「三升」。

②《香乘》卷十九此方用量梅花龍腦一兩、麝香一兩半，無「甲香」。製作：右爲細末，煉蜜半斤，候冷，和成劑，置衣篋中，燒熏如常法。

①《香乘》卷十九此方用量檀香二十兩，生牙硝六兩，生龍腦、麝香各二兩，甲香一兩；白蜜，作「蜜脾香」；比香斤，作「斤兩」。

②《香乘》卷十九此方作「歌曰：藿零甘芷木茴沉，茅賴芎黄和桂心。檀麝牡丹(皮)加減用，酒噴日曬絳囊盛。」右，四庫本作「零」，據《香乘》改。

英粉、别研。青木香、麻黄根、附子、炮。甘松、藿香、零陵香各等分。

右除英粉外，同擣羅爲細末，以生絹夾帶[1]盛之，浴罷傅身上。

拂手香[2]

白檀香三兩、滋潤者剉末，用蜜三錢化湯一盞許炒，令水盡，稍覺浥濕，焙乾，杵，羅細末。米腦一兩、研。阿膠一片。

右將阿膠化湯打糊，入香末搜拌匀，於木臼中擣三五日，捻作餅子，或脱花窨乾，穿穴綫懸於胸間。

梅真香

零陵葉、甘松、白檀、丁香、白梅末各半兩，腦、麝少許。

右爲細末，糝衣、傅身皆可用之。

香髮木犀油

凌晨摘木犀花半開者，揀去莖蒂，令净。高量一斗，取清麻油一斤，輕手拌匀，捺瓷器中，厚以油紙密封罐口，坐於釜内，以重湯煮一餉久，取出安頓穩燥處，十日後傾出，以手泚其清液，收之。最要封閉最密，久而愈香。如此油匀入黄蠟，爲面脂，馨香也。

香餅（一）

凡燒香用餅子，須先燒令通赤，置香爐内，俟有黄衣生，方徐徐以灰覆之，仍手試火氣緊慢。

香餅（二）

軟炭三斤，末。蜀葵花或葉一斤半。

右同擣，令粘匀作劑，如乾，更入薄麵糊少許，彈子大捻作餅，曬乾貯磁器内，燒旋取用。如無葵，則炭末中拌入紅花滓同擣，以薄糊和之亦可。

①帶，《香乘》卷十九作「袋」。

②《香乘》卷十九此方米腦用量爲五錢。擣三五日，作「擣三五下」。

香餅（三）

堅硬羊脛炭三斤，末。黄丹、定粉、針沙、牙硝各五兩，棗一升。煮爛，去皮核①。

右同擣拌匀，以棗膏和劑，隨意捻作餅子。

香餅（四）②

木炭三斤，末。定粉、黄丹各二錢。

右拌匀，糯米爲糊和成，入鐵臼内細杵，以圈子脱作餅，曬乾用之。

香餅（五）③

用櫟炭和柏葉、葵菜、橡實爲之，純用櫟炭則焦熟而易碎，石餅太酷不用。

耐久香餅④

鞭炭末五兩，胡粉、黄丹各一兩。

右同擣細末，煮糯米膠和匀，捻餅子曬乾。每用，燒令赤，炷香經久。或以針沙代胡粉，煮棗代粳米膠。

長生香餅①

黄丹四兩，乾蜀葵花、燒灰。乾茄根各二兩，燒灰。棗半斤。去核。

右爲細末，以棗肉研作膏，同和匀，捻作餅子，窨曬乾，置爐而火，耐久不熄。

終日香餅②

羊脛炭一斤，末。黄丹、定粉各一分，針沙少許。研匀。

右煮棗肉杵膏拌匀，捻作餅子，窨二日，便於日中曬乾，如燒香畢，水中蘸滅，可再用。

丁晉公文房七寶香餅

青州棗一斤，和核用。木炭二升③，末。黄丹半兩，鐵屑二兩，造針處有。定粉、

①去皮核，《香乘》卷二十作「去皮」。
②《香乘》卷二十此方用量定粉三兩、黄丹二兩。
③焦熟，《香乘》卷二十作「難熟」；石餅，作「石灰」。
④鞭炭末，《香乘》卷二十作「硬炭末」；粳米膠，作「糯米膠」。

①《香乘》卷二十此方名作「長春香餅」；細末，作「粗末」。
②《香乘》卷二十此方另有「黑石脂一分」。
③和核用，《香乘》卷二十作「去核」；二升，作「二斤」。

細墨各一兩，丁香二十粒。

右同擣爲膏，如乾時再加棗，以模子脱作餅如錢許，每一餅可經晝夜。

内府香餅①

木炭末一斤，黄丹、定粉各三兩，針砂三兩，棗半升。

右同末，蒸棗肉杵作餅曬乾，每一板可度終日。

賈清泉香餅

羊脛炭一斤，末。定粉、黄丹各四兩。

右用糯米粥或棗肉和作餅，曬乾，用常法。茄蒂燒灰②存性，棗肉同杵，捻餅曬乾用之。

香煤（一）

近來焚香取火，非竈下即踏爐中者，以之供神佛、格祖先，其不潔多矣。故用煤以扶接火餅。

①《香乘》卷二十此方針砂用量二兩、棗半斤；每一板，作「每一餅」。

②茄蒂燒灰，《香乘》卷二十作「茄葉燒灰」。

香煤（二）①

乾竹筒、乾柳枝燒黑灰。各二兩，鉛粉三錢，黄丹三兩，焰硝二錢。

右同爲末，每用匕許，以燈爇著，於上焚香。

香煤（三）②

茄葉不計多少，燒灰存性，取麵四兩。定粉三十、黄丹二十、海金沙二十。

右同末拌匀，置爐灰上，紙點，可終日。

香煤（四）

竹夫炭、柳木炭各四兩，黄丹、粉各二錢，海金沙一錢。

右同爲末，拌匀，捻作餅入爐，以燈點着燒香。

香煤（五）

①《香乘》卷二十此方用量鉛粉二錢，焰硝六錢，乾竹筒無用量。「著」，四庫本爲空格，據《香乘》補。

②《香乘》卷二十此方用量定粉三錢、黄丹二錢、海金沙二錢；茄葉，作「茄蒂」。

枯茄樹①，燒成炭，於瓶内候冷爲末，每一兩入鉛粉二錢、黄丹二錢半，拌和裝灰中。

香煤(六)

焰硝、黄丹、杉木炭。各等分爲末糝，爐中以紙撚點。

日禪師香煤②

杉木夫炭四兩，竹夫炭、硬羊脛炭各二兩，黄丹、海金沙各半兩。

右同爲末拌匀，每用二錢置爐中，紙燈點燒，候透紅，以冷灰薄覆。

閻資欽香煤

柏葉多採之，摘去枝梗净洗，日中曝乾，剉碎，不用墳墓間者。入净罐内，以鹽泥固濟，炭火煅之存性，細研，每用一二錢，置香爐灰上，以紙燈點，候匀編③焚香，時時添之，可以終日。

①茄樹，《香乘》卷二十作「茄荄」。

②《香乘》卷二十此方名「月禪師香煤」；夫炭，作「烰炭」。

③編，《香乘》卷二十作「遍」。

香灰①

細葉杉木枝燒灰，用火一二塊養之經宿，羅過裝爐。

每秋間，採松鬚，曝乾，燒灰用養香餅。

未化石灰槌碎羅過，鍋内炒令紅②，候冷又研又羅爲之，作香爐灰潔白可愛，日夜常以火一塊養之，仍須用蓋，若③塵埃則黑矣。

礦灰六分，爐灰四錢④和匀，大火養灰，爇性香⑤。

蒲燒灰，爐裝如雪。

紙灰、石灰、木灰各等分，以米湯和同，煅過，勿令偏頭⑥。

頭青、硃紅、黑煤、土黄各等分，雜於紙中裝爐，名錦灰。

紙灰炒通紅羅過，或稻穅燒灰，皆可用。

乾松花燒灰，裝香爐最潔。

①《香乘》卷二十此方名「香灰十二法」。

②四庫本闕「紅」字，據《香乘》補。

③若，《香乘》作「惹」。

④四錢，《香乘》作「四分」。

⑤爇性香，《香乘》作「焚炷香」。

⑥勿令偏，《香乘》作「用」，「頭」字移下句。

茄灰亦可藏火，火久不熄。

蜀葵枯時燒灰，裝爐，大能養火①。

香品器

香爐

香爐不拘銀、銅、鐵、錫、石，各取其便用。其形，或作狻猊、獬豸、鳧鴨之類，計其人之當作。頭貴穿窿，可泄火氣，置竅不用大都②，使香氣回薄，則能耐久。

香盛

盛即盒也，其所用之物與爐等，以不生澀、枯燥者皆可，仍不用生銅，銅易腥漬。

香盤

用深中者，以沸湯瀉中，令其氣蓊鬱，然後置爐其上，使香易着物。

香匙

平灰、置火則必用圓者，分香、抄末則必用鋭者。

香箸

和香、取香摠宜用箸。

香壺

或範金，或埏①爲之，用盛匕箸。

香罌

窨香用之，深中而掩上。

---

①裝爐，大能養火，《香乘》卷二十作「妙」，此句後另有「爐灰鬆則養火久，實則退。今惟用千張紙灰最妙，爐中晝夜火不絕。灰每月一易，佳。他無需也」。

②大都，《香乘》卷十三作「太多」。

①《香乘》卷十三「埏」後有「土」字。

卷四

香珠

香珠之法，見諸道家者流，其來尚矣。若夫茶、藥之屬，豈亦漢人含鷄舌之遺製乎？兹故録之，以備聞見，庶幾免①一物不知之譏云。

孫廉訪木犀香珠

木犀花蓓蕾未開全者，開則無香矣。露未晞時，先用布幔鋪地，如無幔，浄掃樹下地面。令人登梯上樹，打下花蕊，收拾歸家，擇去梗葉。須精揀花蕊，用中樣石磨磨成漿，次以布複包裹，榨壓去水。將已乾花料盛貯新磁罐内，逐旋取出，於乳鉢内研令細軟，用小竹筒爲則度築劑，或以滑石平片刻竅取則，手握②圓如小錢大，竹籤穿孔置盤中，以紙四五重襯，藉日傍陰乾。稍健，百顆作一串，小竹弓絣挂當風處。次①至八九分乾，取下，每十五顆以浄潔水略略揉洗去皮，透青黑色，又用盤盛於日影中暵乾。如天氣陰晦，紙隔之，於幔火上焙乾。新綿裹，以時時取觀，則香味可數年不失。其磨乳員洗之際，忌穢污、婦女、銀器、油、鹽等觸犯。《瑣碎録》云：『木犀香念珠，須入少西木香。』

龍涎香珠②

大黄一兩半、甘松一兩三錢、川芎一兩半、牡丹皮一兩三錢、藿香一兩三錢、三柰子一兩三錢。以上六味，并用酒發，留一宿，次五更以後，藥一處拌匀，於露天安，待日出曬乾用。白芷二兩、零陵香一兩半、丁香皮一兩三錢、檀香三兩、滑石一兩三錢、別研。白芨六兩、煮糊。均香二兩、炒乾。白礬一兩三錢、二味另研。好棧香二兩、秦皮一兩三錢、樟腦一兩、麝香半字。

右圓，曬如前法，旋入龍涎、腦、麝。

①免，《香乘》卷二十作『耻』。

②握，《香乘》卷二十作『搓』。

①次，《香乘》卷二十作『吹』。

②《香乘》卷二十此方用量甘松、牡丹皮、藿香、丁香皮、滑石各一兩二錢，柰子一兩一錢，白礬二兩二錢；均香，作『芸香』；秦皮一兩三錢，作『椿皮一兩二錢』。

香珠（一）①

天寶香一兩、土光香半兩、速香一兩、蘇合香半兩、牡丹皮一兩、降真香半兩、茅香一錢半、草香一錢、白芷二錢、豆腐蒸過。三柰子二分、同上。丁香半錢、藿香五錢、丁皮一兩、藁本半兩、細辛二分、白檀一兩、麝香檀一兩、零陵香二兩、甘松半兩、大黄二兩、荔枝殼二錢、麝香、不拘多少。黄蠟一兩、滑石、量用。石膏五錢、白芨一兩。

右料蜜梅酒：松子、三柰、白芷。糊：夏白芨、春秋瓊枝、冬阿膠。黑色：竹葉灰、石膏。黄色：檀香、蒲黄。白色：滑石、麝。菩提色：細辛、牡丹皮。檀香、麝檀、檀、大黄、石膏、沉香，噀濕，用蠟丸打，輕者用水噀打。

①《香乘》卷二十此方用量牡丹皮二兩、三柰子二錢，丁香半兩、荔枝殼二兩。

香珠（二）

零陵香、酒洗。甘松、酒洗。茴香各等分，丁香等分，茅香、酒洗。木香、少許。藿香、酒洗，此項奪香味少。川芎、少許。桂心、少許。檀香等分，白芷、麪裹燒熟，去麪不用。牡丹皮、酒浸一日曬乾。三柰子、加白芷治，少用。大黄。蒸過，此項收香珠，又且染色。

右件如前治度，曬乾，合和爲細末。用白芨末和麪，打糊爲劑，隨大小圓，趁濕穿孔，半乾，用麝香稠調水爲衣。

收香珠法

凡香環、佩帶、念珠之屬，過夏後，須用木賊草擦去汗垢，庶不蒸壞。若蒸損者，以温湯洗過，曬乾，其香如初。

香藥

丁沉煎圓①

丁香二兩半、沉香四錢、木香一錢、白豆蔻二兩、檀香二兩、甘草四兩。

右爲細末，以甘草熬膏，和匀，爲圓如鷄頭大。每用一丸，噙化，常服，調

①《香乘》卷二十此方名作『丁香煎圓』；甘草，作『甘松』。

順三焦，和養營衛，治心胸痞滿。

木香餅子

木香、檀香、丁香、甘草、肉桂、甘松、縮砂、丁皮、莪术各等分。

莪术，醋煮過，用鹽水浸出醋。漿米[1]浸三日，爲末，蜜和，同甘草膏爲餅，每服三五枚。

香茶

經進龍麝香茶[2]

白豆蔻一兩、去皮。白檀末七錢、百藥煎五錢、寒水石五分、薄荷汁製。麝香四錢、沉香三錢、梨汁製。片腦二錢半、甘草末三錢、上等高茶一斤。

右爲極細末，用净糯米半升煮粥，以密布絞取汁，置净碗内放冷。和劑不可稀軟，以硬爲度。於石版上杵一二時辰，如粘黏。用小油二兩煎沸，入白檀香三五片。脱印時，以小竹刀刮背上令平。

孩兒香茶

孩兒香一斤、高末茶三兩、片腦二錢半、或糠米者，韶腦不用。麝香四錢、薄荷霜五錢、川百藥煎一兩。研細。

右五件[1]一處和勻，用熟白糯米一升半淘洗令净，入鍋内，放水高四指煮，作糕麝[2]。取出，十分冷定，於磁盆内揉和成劑，却於平石砧上杵千餘轉，以多爲妙。然後將花脱子灑油少許，入劑作餅，於潔净透風篩子頓放，陰乾。貯磁器内，青紙襯裏，密封。

附造薄荷霜法：寒水石研極細末，篩羅過，以薄荷二斤加於鍋内，傾水一碗[3]於下，以瓦盆蓋定，用紙濕封四圍，文武火蒸薰兩頓飯久。氣定方開，微有黄色，嘗之凉者是[4]。

①米，《香乘》卷二十作「水」。

②《香乘》卷二十此方用量寒水石半兩、麝香四分、片腦二錢；鞭，作「硬」；小油，作「蘇合油」。

①五件，《香乘》卷二十四作「六味」。

②糕麝，《香乘》作「糕糜」。

③一碗，《香乘》卷二十四作「二盞」。

④《香乘》在「嘗之凉者是」後有「加龍腦少許用」。

香茶（一）

上等細茶一斤、片腦半兩、檀香三兩、沉香一兩、舊龍涎餅一兩、縮砂三兩。

右爲細末，以甘草半斤剉，水一碗半，煎取净汁一碗，入麝香末三錢，和勻，隨意作餅。

香茶（二）①

龍腦、麝香、雪梨汁製。百藥煎、楝草、寒水石、飛過末。白豆蔻各三錢，高茶一斤，硼砂一錢。

右同碾細末，以熬過熟糯米粥，净布中絞取濃汁，和勻，石上杵千餘，方脱花樣。

①《香乘》卷二十此方用量白豆蔻爲二錢。

事類

香尉

漢仲雍子①進南海香，拜洛陽尉，人謂之『香尉』。《述異記》

香户

南海郡有採香户。《述異記》

海南俗以貿香爲業。《東坡文集》②

香市

南方有香市，乃商人交易香處。《述異記》

香洲

朱崖郡洲中出諸異香，往往有不知名者。《述異記》

香溪

吴宫有香水溪，俗云西施浴處，又呼爲脂粉塘。吴王宫人濯祓於此溪上源，至今猶香。

①仲雍子，《香乘》卷十一作『雍仲子』。

②《香乘》卷九此條列入『香市』。

香界

回香①所生，以香爲界。《楞嚴經》

香篆

鏤木爲篆紋以之範，香塵然於飲食②或佛像前，有至二三尺徑者。《洪譜》

香藹雕盤。《坡詞》

香珠

以雜香擣之，丸如梧桐子，青繩穿之，此三皇真元之香珠也。燒之，香徹天。《三洞珠囊》

香纓

《詩》：「親結其縭。」注云：「縭，香纓也，女將嫁，母結纓而戒之。」

①回香，《香乘》卷九作「因香」。

②飲食，《香乘》卷十三作「飲席」。

香囊

晉謝玄常佩紫羅香囊，謝安患之，而不欲傷其意，自戲賭取香囊焚之，玄遂止。又古詩云：「香囊懸肘後。」後蜀文澹生五歲，謂母曰：有五色香囊在杏林①下。往取得之，乃澹前生五歲失足落井，今再生也。并本傳

香獸

以塗金，爲狻猊、麒麟、鳧鴨之狀，空中以焚香，使烟以口出，以爲玩好。復有雕木塊土爲之者。《洪譜》

《北里志書》曰：新團香獸，不焚燒。

香童

唐元寶好賓客，務於華侈，器玩服用僭於王公，而四方之士盡仰歸焉。常於寢帳床前，刻鏤童子人捧七寶博山香爐，自暝焚香徹曙，其驕貴如此。《天寶遺事》

香岩童子

①杏林，《香乘》卷十作「吾牀」。

香岩童白佛言：『我諸比丘燒水沉香，香氣寂然，來入鼻中，非木非空，非烟非火，去無所著，來無所從，由是意銷，發明無漏，得阿羅漢。』《楞嚴經》

宗超香

宗超嘗露壇行道，奩中香盡，自然滿溢，爐中無火，烟自出。《洪譜》

南蠻香

訶陵國，亦曰闍婆，在南海中。貞觀時，遣使獻婆律膏。又驃，古朱波也，有以名思利毗離芮土多異香。王宮設金銀二爐，冦至，焚香擊之，以占吉凶。有巨白象高數尺，訟者焚香，自跽象前，自思是非而退。有灾疫至，亦焚香對象跽，自咎。無膏油，以蠟雜香代炷。又真臘國，客至，屑檳榔、龍腦以進，不飲酒。《唐書·南蠻傳》

棧槎

番禺民，忽於海旁得古槎，長丈餘，闊六七尺，木理甚堅，取爲溪橋。數年後，有僧過而識之，謂衆曰：『此非久計，願捨衣鉢，資易爲石橋，即求此槎爲薪。』衆許之，得棧香數千兩。《洪譜》

披香殿

漢宮闕名。長安有合歡殿、披香殿。《郡國志》

採香徑

吴王闔閭起響屧廊、採香徑。《郡國志》

柏香臺

漢武帝作柏香臺，以柏香聞數十里。《本紀》

三清臺

王審知之孫昶襲爲閩王，起三清臺三層，以黄金鑄像，日焚龍腦、薰陸諸香

數斤。《五代史·十國世家》

沉香床

沙門支法①有八尺沉香床。《異苑》

沉香亭

開元中，禁中初重木芍藥，即今牡丹也。得四本，紅、紫、淺紅、通白者，上因移植於興慶池東沉香亭前。《李白集》

敬宗時，波斯國進沉香亭子，拾遺李漢諫曰：『沉香爲亭，何異瓊臺瑶室。』本傳

沉香堂

隋越國公楊素大治第宅，有沉香堂。

沉香火山

隋煬帝每除夜殿前設火山數十，皆沉香木根。每一山焚沉香數車，以甲煎

沃之，香聞數十里。《續世説》

沉香山

華清温泉湯中，疊沉香爲方丈、瀛洲。《明皇雜録》

沉屑泥壁

唐宗楚客造新第，用沉香紅粉以泥壁，每開户則香氣蓬勃。《洪譜》

檀香亭

宣州觀察使楊牧①造檀香亭子，初成，命賓落之。《杜陽編》

檀槽

天寶中，中官白秀貞自蜀使回，得琵琶以獻。其槽以沙檀爲之，温潤如玉，光耀可鑒。

李宣古②詩云：『琵琶聲亮紫檀槽。』

①支法，《香乘》卷一作『支法存』。

①楊牧，《乘乘》卷二作『楊收』。

②四庫本闕『古』字，據《全唐詩》卷五五二補。

麝壁

南齊廢帝東昏侯塗壁皆以麝香。《鷄石集》

麝枕

置真麝香於枕中，可絶惡夢。《續博物志》

龍香撥

貴妃琵琶以龍香版爲撥。《外傳》

龍香劑

玄宗御案墨曰『龍香劑』。一日，見墨上有道士如蠅而行，上叱之，即呼『萬歲』，曰：『臣松墨使者也。』上異之。《陶家餘事》

香閣

後主起臨春、結綺、望春三閣，以沉檀香木爲之。《陳書》

楊國忠嘗用沉香爲閣，檀香爲欄檻，以麝香、乳香篩土和爲泥飾閣壁，每於春時，木芍藥盛開之際，聚賓於此閣上賞花焉。禁中沉香亭遠不侔此壯麗也。《天寶遺事》

香床

隋煬帝於觀文殿前兩廂爲堂十二間，每間十二寶厨，前設五方香床，綴貼金玉珠翠。每駕至，則宮人擎香爐在輦前行。《隋書》

香殿

《大明賦》云：香殿聚於沉檀，豈待焚夫椒蘭？黄萃卿

水殿風來暗香滿。《坡詞》

五香席

石季倫作席，以錦裝五香，雜以五彩，編蒲皮緣。

七香車

梁簡文帝詩云：「丹轂七香車。」

椒殿

唐《宮室志》有椒殿。

椒房

應劭[1]《漢官儀》曰：「後宮稱椒房，以椒塗壁也。」

椒漿

桂醑兮椒漿。《離騷》

元日上椒酒於家長，舉觴稱壽。元日進椒酒，椒是玉衡之精，服之，令人却老。崔寔《月令》[2]

蘭湯

五月五日以蘭湯沐浴。《大戴禮》

浴蘭湯兮沐芳。《楚詞注》云：芳，芷也。

蘭佩

紉秋蘭以爲佩。《楚詞注》云：佩也，《記》曰佩帨，茝蘭。

蘭畹

既滋蘭之九畹，又樹蕙之百畝。同上

蘭操

孔子自衛反魯，隱谷之中，見香蘭獨茂，喟然嘆曰：「夫蘭當爲王者香，今乃獨茂，與衆草爲伍。」乃止車，援琴鼓之，自傷不逢時，托辭於幽蘭云。《琴操》

蘭亭

暮春之初，會於會稽山陰之蘭亭。王逸少《叙》

①四庫本誤作「應邵」，據文義改。

②《香乘》卷十單列此條，題名「椒酒」。

蘭室

黃帝傳岐伯之術，書於玉版，藏諸靈蘭之室。《素問》

蘭臺

楚襄王游於蘭臺之宮。《風賦》

龍朔中，改秘書省曰蘭臺。

椒蘭養鼻

椒蘭芬苾，所以養鼻也。

前有澤芷以養鼻。蘭槐之根是爲芷。注云：『蘭槐，香草也，其根名芷。』

并《荀子》

焚椒蘭

烟斜霧横，焚椒蘭也。杜牧之《阿房宮賦》

懷香

尚書省[1]懷香握蘭，趨走丹墀。《漢官儀》

含香

漢桓帝時，侍中刁存年老口臭，上出鷄舌香使含之。香頗小辛螫，不敢咽，自疑有過賜毒也。歸舍，與家人辭訣，欲就便宜，衆求視其藥，乃口香。衆笑之，更爲含食意，遂解。《漢官儀》

啖香

唐元載寵姬薛瑶英，母趙娟幼以香啖，英故肌肉悉香。《杜陽編》

飯香

《維摩詰經》：時[2]化菩薩以滿鉢香與維摩詰，飯香普熏毗耶離城，及三千大千世界。時維摩詰語舍利佛等諸大聲聞：仁者可食，如來甘露味飯，大悲所

① 尚書省，《香乘》卷二作『尚書郎』。

② 毗，《香乘》卷十作『時』。

熏，無以限意食之，使不消。柳文注

貢香

唐貞觀中，敕下度支求杜若，省郎以謝玄暉詩云『芳洲採杜若』，乃責坊州貢之。《通志》

分香

魏王操臨終《遺令》曰：『餘香可分與諸夫人，諸舍中無所爲，學作履組賣也。』《三國志》及《文選》

賜香

玄宗①夜宴，以琉璃器盛龍腦香數斤賜群臣。馮謐起進曰：『臣請效陳平爲宰。』自丞相以下悉皆跪受，尚餘其半，乃捧拜曰：『欽賜録事馮謐。』玄宗笑許之。

熏香

莊公束縛管仲，以予齊使而以退。比至三釁三浴之。注云：以香塗身曰釁，釁爲熏。《齊語》

魏武帝令云：天下初定，吾便禁家內不得熏香。《三國志》

竊香

韓壽，字德真，爲賈充司空掾。充女窺見壽而悦之，目①婢通殷勤。壽逾垣而至。時西域有貢奇香，一着人，經月不散。帝以賜充，其女密盜以遺壽。後充與壽宴，聞其芬馥，計武帝所賜惟己及陳騫，家餘無，疑壽與女通，乃取左右婢考問，即以狀言，充秘之以女妻壽。《晉書》本傳

愛香

劉季和性愛香，常如厠還，輒過爐上。主簿張坦曰：『人名公俗人，不虛

---

①玄宗，《香乘》卷三作「元宗」。元宗，指南唐中主李璟。下同。

①目，《香乘》卷八作「因」。

也。』季和曰：『苟令君至人家，坐席三日香，爲我如何？』坦曰：『醜婦效顰，見者必走，公欲坦遁走耶？』季和大笑。《襄陽記》

喜香

梅學士詢性喜焚香，其在官所，每晨起將視事，必焚香兩爐，以公服罩之，撮其袖以出，坐定撒開兩袖，郁然滿室。焚香時，人謂之梅香。《歸田録》

天女擎香

夫子當生之日，有二蒼龍旦①而下，來附徵在房，因夢而生夫子，夫子當生時，有天女擎香自空而下，以沐浴徵在。《拾遺記》

三班喫香

三班院所領使臣八千餘人，莅事於外，其罷而在院者常數百人，每歲乾元節，醵錢飯僧進香，合以祝聖壽，謂之『香錢』，京師語曰『三班喫香』。《歸田録》

露香告天

趙清獻公抃，衢州人，舉進士，官至參政。平生所爲事，夜必衣冠，露香，九拜手，告於天，應不可告者，則不敢爲也。《言行録》

焚香祝天

後唐明宗每夕於宫中焚香，祝天曰：『某爲衆所共推戴，願早生聖人，爲生民主。』《五代史》帝紀

初，廢帝入，欲擇宰相於左右。左右皆言盧文紀及姚顗有人望，帝乃悉書清要姓名，内琉璃瓶中，夜焚香祝天，以箸挾之，首得文紀之名，次得姚顗，遂并相焉。《五代史》本傳

焚香讀章奏

唐宣宗每得大臣章奏，必盥手焚香，然後讀之。《本紀》

①旦，《香乘》卷九作『亘天』；《拾遺記》作『自天』。

焚香讀《孝經》

岑之敬，字由禮，淳厚有孝行。五歲讀《孝經》，必焚香正坐。《南史》

焚香讀《易》

公退之暇，戴華陽巾，披鶴氅衣，手執《周易》一卷，焚香默坐，消遣世慮。王元之《竹樓記》

焚香致水

襄國城塹水源暴竭，石勒問於佛圖澄，澄曰：『今當敕龍取水。』乃至源上坐繩床，燒安息香，呪數百言。水大至，隍塹皆滿。載記

焚香禮神

《漢武故事》：昆邪王殺休屠王來降，得其金人之神，置之甘泉宮。金人者皆長丈餘，其祭不用牛羊，惟燒香禮拜。

于吉精舍，燒香燒①道書。《三國志》

降香嶽瀆

國朝每歲分遣驛使賫御香，有事於五嶽四瀆、名山大川，循舊典也。廣州之南海，道八十里，扶胥之口，黃木之灣，南海祝融之廟也。歲二月，朝遣使馳馹，有事於海神。香用沉檀，具牲幣使初獻，其亞獻、終獻各以官攝行。三獻三奏樂，主者以祝文告於前，禮畢，使以餘香分給。

焚香靜坐

人在家及外行，卒遇飄風、暴雨、震電、昏暗、大霧，皆諸龍神經過，宜入室閉户，焚香靜坐避之，不爾損人。温子皮

燒香勿返顧

南岳夫人云：『燒香勿返顧，忤真氣，致邪應也。』《真誥》

①燒香燒，《香乘》卷十一作「燒香讀」。

燒香辟瘟

樞密王博文每於正旦四更燒丁香，以辟瘟氣。《瑣碎録》

燒香引鼠

印香五文、狼糞少許，爲細末同和勻，於净室内以爐燒之，其鼠自至，不得殺。戲術

求名如燒香

人隨俗求名，譬如燒香，衆人皆聞其香，不知薰以自。焚盡則氣滅，名文[①]則身絶。《真誥》

五色香烟

許遠游燒香，皆五色香烟出。《三洞珠囊》

香奩

①文，《香乘》卷十二作『立』。

韓偓《香奩集自叙》云：『咀五色之靈芝，香生九竅；咽三清之瑞露，春動七情[①]。』古詩云：『開奩集香蘇。』

防蠹

辟惡生香，聊防羽陵之蠹。《玉臺新咏序》

除邪

地上魔邪之氣直上冲天四十里，人燒青木、薰陸、安息膠於寢室，披濁臭之氣，却邪穢之霧，故夫[②]人玉女、太一帝皇，隨香氣而來下。《洪譜》

香玉辟邪

唐肅宗賜李輔國香玉辟邪二，玉之香可聞數里，輔國每置之坐隅。一日，輔國方巾櫛，一忽大笑，一忽悲啼，輔國碎之。未幾，事敗，爲刺客所殺。《杜陽編》

香中忌麝

①《香乘》卷十作『咽三色之瑞露，美動七情』。

②夫，《香乘》卷十一作『天』。

唐鄭注赴河中，姬妾百餘盡熏麝，香氣數里，逆於人鼻。是歲，自京兆至河中所過之地，瓜盡一蒂不獲。《洪譜》

被草負笈

宋景公燒異香於臺，有野人被草負笈，扣門而進，是爲子韋，世司天部。《洪譜》

異香成穗

二十二祖摩拏羅至西印土焚香，而月氏國王忽睹異香成穗。《傳燈録》

逆風香

竺法深、孫興公共聽北來道人與支道林瓦棺寺講《小品》。北來屢設疑問，林辨答俱爽，北道每屈。孫問深公：「上人當是逆風家，何以都不言？」深笑而不答。曰：「白旃檀非不馥，焉能逆風？」深夷然不屑。

波利質色香樹，其香逆其風而聞，今返之曰白旃檀非不香，豈能逆風，言深非不能難，正不必難也。

古殿爐香

問：「如何古殿一爐香寶蓋？」納師曰：「廣大勿入，嗅者如何？」師曰：「六根俱不到。」

買佛香

問：「動容沈古路身没，乃方知此意如何？」師曰：「偷佛錢買佛香。」曰：「學人不會。」師曰：「不會即燒香供養本耶娘。」《潙潭師話》

戒定香

釋氏有定香、戒香，韓侍郎《贈僧》詩云：「一靈令[1]用戒香薰。」

結願香

省郎游花岩寺岩下，見老僧前有香爐，烟穗微甚，僧謂曰：「此檀越結願

①令，《香乘》卷六作「今」。

香尚在，而檀越已三生矣。』

陳去非詩：『再燒結願香。』

香偈

謹爇道香、德香、無爲香、無爲清净自然香、妙洞真香、靈寶惡香①、朝三界香，香滿瓊樓玉境，遍諸天法界，以此真香騰空上奏。爇香有偈：返生寶木，沉水奇材，瑞氣氤氳，祥雲繚繞，上通金闕，下入幽冥。《道書》

香光

《楞嚴經》大勢至法王子云：『如染香人，身有香氣，此則名曰香光。』

香爐

爐之名，始見於《周禮·冢宰》之屬『宮人』：凡寢中共爐炭。

博山香爐

《武帝内傳》有博山爐，蓋西王母遺帝者。《事物紀原》

皇太子初拜，有銅博山香爐。《東宮故事》

丁緩作九層博山香爐，鏤琢奇禽怪獸，皆自然能動。《西京雜記》

其爐象海中博山，下盤貯湯，使潤氣蒸香，以象海之四環。呂大臨《考古圖》

被中香爐

長安巧工丁緩作被中香爐，亦名卧褥香爐，本出房風，其法後絶，緩始更爲之。機環運轉四周，而爐體常平，可置於被褥，故以爲名，今之香球是也。《雜記》

薰爐

尚書郎入直臺中，給女侍史二人，皆選端正指使從直。女侍史執香爐燒熏，以從入臺中，給使護衣。《漢官儀》

金爐

①靈寶惡香，《香乘》卷二十八作「靈寶惠香」。

魏武上御物三十種，有純金香爐一枚。《雜物疏》

麒麟

晉儀禮：大朝會郎[1]，鎮官以金鍍九尺麒麟大爐，唐薛逢詩云『獸坐金床吐碧烟』是也。

帳角香爐

石季倫冬月爲暖帳四角，安綴金銀鑿鏤香爐。《鄴中記》

鵲尾香爐

宋玉賢，山陰人也，既稟女質，厥志彌高。自童年及笄[2]，應適外兄許氏，密具法服登車。既至大門，時及交禮，更著黄巾裙，手執鵲尾香爐，不親婦禮。賓主駭愕，夫家力不能屈，乃放還，遂出家。梁大同初，隱弱溪之間。

《法苑珠林》云：『香爐有柄可爇者，曰鵲尾香爐。』

百寶爐

唐安樂公主百寶香爐，長二丈。《朝野僉載》

香爐爲寶子

錢鎮州詩雖未脱五季餘韵，然回環讀之，故自娓娓可觀。題者多云『寶子』，弗知何物。以余考之，乃迦葉之香爐，上有金華，華内有金臺，即臺爲寶子，則知寶子乃香爐耳。亦可爲此詩，但圜若重規然，豈漢丁緩被中之製乎？

黄長睿

貪得銅爐

何尚之奏：庾仲文貪賄，得嫁女具，銅爐四人舉乃勝。《南史》

母夢香爐

陶弘景母夢天人手執香爐來至其所，已而有娠。《南史》

[1] 郎，《香乘》卷二十六作『節』。

[2] 笄，《香乘》卷二十六作『笄』。

失爐筮卦

會稽盧氏失博山香爐。吴泰筮之曰：『此物質雖爲金，其實衆山，有樹非林，有孔非泉，閶闔晨興，見發青烟，此香爐也。』語其處，即求得。《集異記》

香爐墮地

侯景呼東西南北皆謂爲厢。景幕床東無故墮，景曰：『此東厢香爐那忽下地？』識者以爲湘東軍下之徵云。《南史》

覆爐示兆

齊建武中，明帝召諸王南康侍讀，江泌憂念府王子琳，訪誌公道人，問其禍福。誌公覆香爐灰示之，曰：『都盡無餘。』後子琳被害。《南史》

香爐峰

廬山有香爐峰。李太白詩云：『日照香爐生紫烟。』來鵬詩云：『雲起爐

峰一炷烟。』

熏籠

晋《東宮故事》云：『太子納妃，有衣熏籠。』當亦秦漢之制也。《事物記原》

傳

天香傳　丁謂之

香之爲用從古矣，所以奉高明，所以達蠲潔。三代禋享，首惟馨之薦，而沉水、薰陸無聞焉。百家傳記萃芳之美，而蕭茆[1]鬱皀不尊焉。《禮》云：『至敬不享味，貴氣臭也。』是知其用至重，採製初略，其名實繁而品類叢脞矣。觀乎上古帝皇之書，釋道經典之説，則記録綿遠，贊頌嚴重，色目至衆，法度殊絶。

西方聖人曰：『大小世界，上下内外，種種諸香。』又曰：『千萬種和香，若香、若丸、若末、若坐[2]，以至華香、果香、樹香、天和合之香。』又曰：『天上

①茆，《香乘》卷二十八作『薌』。

②坐，《香乘》作『塗』。

諸天之香。又佛土國名衆香，其香比於十方人天之香，最爲第一。』仙書云：『上聖焚百寶香，天真皇人焚千和香，黄帝以沉榆、蓂莢爲香。』又曰：『真仙所焚之香，皆聞百里，有積烟成雲，積雲成雨，然則與人間所共貴者，沉水、薰陸也。』故《經》云：『沉水堅株。』又曰：『沉水香，聖降之夕，神導從有捧爐香者，烟高丈餘，其色正紅，得非天上諸天之香非①！』

《三皇寶齋》香珠法，其法雜而末之，色色至細，然後叢聚杵之三萬，緘以良器，載蒸載和，豆分而丸之，珠貫而暴之。且曰：此香焚之，上徹諸天。蓋以沉水爲宗，薰陸副之也。是知古聖欽崇之至厚，所以備物寶妙之無極，謂奕世寅奉香火之篤，鮮有廢日，然蕭茅之類，隨其所備，不足觀也。

祥符初，奉詔充天書扶持使，道場科醮無虚日，永晝達夕，寶香不絶，乘輿肅謁則五上爲禮。真宗每至玉皇、真聖、祖位前，皆五上香也。馥烈之異，非世所聞，大約以沉水、乳香爲末，龍香和劑之，此法累禀之聖祖，中禁少知者，况外司耶？八年掌國計，兩鎮旄鉞，四領樞軸，俸給頒賚，隨日而隆，故苾芬之著，特與昔異。襲慶奉祀日，賜供乳香一百二十斤。入内副都知張淮①能爲使。在宮觀密賜新香，動以百數，沉、乳、降真等香。由是私門之沉乳足用。

有唐雜記言，明皇時，異人云：『醮席中，每焚乳香，靈祇皆去。』人至於今惑之。真宗時，親禀聖訓：『沉、乳二香，所以奉高天上聖，百靈不敢當也，無他言。』上聖即政之六月，授詔罷相，分務西洛，尋遺海南。憂患之中，一無塵慮，越惟永晝晴天，長霄垂象，爐香之趣，益增其勤。

素聞海南出香至多，始命市之於閭里間，十無一有假。版官裴鶚者，唐宰相晉公中令公之裔孫也。土地所宜，悉究本末，且曰：瓊管之地，黎母山酋②之，四部境域，皆枕山麓，香多出此山，甲於天下。然取之有時，售之有主，蓋黎人

①非，《香乘》作「耶」。

①淮，《香乘》作「繼」。

②酋，《香乘》作「奠」。

皆力耕治業，不以採香專利。閩越海賈，惟以餘杭船即市香。每歲冬季，黎峒俟此船至，方入山尋採。州人從而賈，販盡歸船商，故非時不有也。

香之類有四，曰沉、曰棧、曰生結、曰黃熟。其爲狀也十有二，沉香得其八焉。曰烏文格，土人以木之格，其沉香如烏文木之色而澤，更取其堅格，是美之至也。曰黃蠟，其表如蠟，少刮削之，黳紫相半，烏文格之次也。曰牛目，與用①及蹄。曰雉頭、洎髀、若骨，此沉香之狀。土人別曰牛眼、牛角、牛蹄、鷄頭、鷄腿、鷄骨。曰崑崙梅格，棧香也。此梅樹也，黃黑相半而稍堅，土人以此比棧香也。曰蟲鏤，凡曰蟲鏤，其香尤佳，蓋香兼黃熟，蟲蛀及攻，腐朽盡去，菁英獨存者也。曰傘竹格，黃熟香也，如竹色黃白而帶黑，有似棧也。曰茅葉，如茅葉至輕，有入水而沉者，得沉香之餘氣也，燃之至佳，土人以其非堅實，抑之黃熟也。曰鷓鴣斑，色駁雜如鷓鴣羽也，生結香也，棧香未成沉者有之，黃熟未成棧者有之。

凡四名十二狀，皆出一本，樹體如白楊，葉如冬青而小，膚表也，標末也。質輕而散，理疏以粗，曰黃熟。黃熟之中，黑色堅勁者，曰棧香。棧香之名，相傳甚遠，即未知其旨。惟沉香爲狀也，肉骨穎脱，芒角鋭利，無大小，無厚薄，掌握之有金玉之重，切磋之有犀角之勁，縱分斷瑣碎，而氣脉滋益，用之與臭塊者等。鶚云：『香不欲絶大，圍尺已上慮有水病，若斤已上者，合兩已下者，中浮水即不沉矣。』又曰：『或有附於枯枿，隱於曲枝，蟄藏深根，或抱貞木本，或挺然結實，混然成形。嵌若岩石，屹若歸雲，如矯首龍，如峨冠鳳，如麟植趾，如鴻鎩翮，如曲肱，如駢指。但文理密緻，光彩明瑩，斤斧之迹，一無所及，置器以驗，如石投水，此香寶也，千百一而已矣。夫如是，自非一氣粹和之凝結，百神祥異之含育，則何以群木之中，獨稟靈氣，首出庶物，得奉高天也？』

①用，《香乘》作「角」。

占城所産棧沉至多，彼方貿遷，或入番禺，或入大食。大食貴重棧沉香，與黄金同價。鄉耆云：『比歲有大食番舶，爲颶風所逆，寓此屬邑，首領以富有自大，肆筵設席，極其誇詫。』州人私相顧曰：『以貲較勝，誠不敵矣，然視其爐烟蓊鬱不舉、乾而輕、瘠而焦，非妙也。』遂以海北岸者，即席而焚之，高烟杳杳，若引束絙，濃腴湒湒，如練凝漆，芳馨之氣，持久益佳。大舶之徒，由是披靡。

生結者，取不俟其成，非自然者也。生結沉香，品與棧香等。生結棧香，品與黄熟等。生漆[1]黄熟，品之下也，色澤浮虚，而肌質散緩，燃之辛烈，少和氣，久則潰[2]敗，速用之即佳。不同棧、沉成香，則永無朽腐矣。

雷、化、高、竇，亦中國出香之地，比海南者，優劣不侔甚矣。既所禀不同，而售者多，故取者速也。是黄熟不待其成棧，棧不待其成沉，蓋取利者，戕賊之深也。非如瓊管，皆深洞[3]黎人，非時不妄剪伐，故樹無夭折之患，得必皆異香。曰熟香、曰脱落香，皆是自然成香。餘杭市香之家，有萬斤黄熟者，得真棧百斤則爲稀矣；百斤真棧，得上等沉香十數斤，亦爲難矣。

薰陸、乳香之長大而明瑩者，出大食國。彼國香樹連山絡野，如桃膠松脂，委於石地，聚而斂之，若京坻香山，多石而少雨，載詢番舶，則云：『昨過乳香山下，彼人云：「此山不雨已三十年。」』香中帶石末者，非濫僞也，地無土也。然則此樹若生泥塗，則香不得爲香矣，天地植物，其有旨乎？

贊曰：『百昌之首，備物之先，於以相禋，於以告虔，孰歆至德？孰享芳烟？上聖之聖，高天之天！』

序

和香序

麝本多忌，過分必害。沉實易和，盈斤無傷。零藿燥虚，詹糖粘濕。甘松、

①漆，《香乘》作「結」。
②潰，《香乘》作「漬」。
③洞，《香乘》作「峒」。

蘇合、安息、鬱金、捺多和羅之屬，并被於外，固無取於中土。又棗膏昏蒙，甲馢淺俗，非惟無助於馨烈，乃當彌增於尤疾也。

此序所言，悉以比類朝士。麝木多忌[①]比庾憬之[②]，棗膏昏蒙比羊玄保，甲馢淺俗比徐湛之，甘松蘇合比惠休道人[③]，沉實易和蓋自比也。

笑蘭香序

吴僧罄宜《笑蘭香序》曰：『豈非韓魏公所謂濃梅，而黄太史所謂藏春者耶？其法以沉爲君，鷄舌爲臣，北苑之臣[④]、秬鬯十二葉之英、鉻華之粉、柏麝之臍爲佐，以百花之液爲使，一炷如芡子許，油然鬱然，若嗅九畹之蘭，而浥百畝之蕙也。』

①麝木多忌，《香乘》卷二十八作『麝本多忌』。②庾憬之，《香乘》作『庾景之』；《南史》作『庾仲文』。③惠休道人，《南史》作『慧琳道人』。④臣，《香乘》卷十一作『鹿』。

説

香説

程泰之

秦、漢以前，二廣未通中國，中國無今沉、腦等香也。宗廟焫蕭，灌獻尚鬱，食品貴椒，至荀卿氏方言椒蘭。漢雖已得南粤，其尚臭之極者，椒房郎官以鷄舌奏事而已。較之沉、腦，其等級之高下不類也。惟《西京雜記》載，長安巧工丁緩作被下香爐，頗疑已有今香。然劉向銘博山爐，亦止曰『中有蘭綺，朱火青烟』；《玉臺新咏》説博山爐，亦曰『朱火然其中，青烟颺其間。香風難久居，空令蕙草殘』。二文所賦，皆焚蘭蕙，而非沉、腦。是漢雖通南粤，亦未見粤香也。《漢武内傳》載西王母降爇嬰香等，品多名異，然疑後人爲之。漢武奉仙，窮極宫室、帷帳、器用之麗，漢史備記不遺，若曾創古來未有之香，安得不記？

銘

博山爐銘

劉向

嘉此正氣[①]，嶄岩若山。上貫太華，承以銅盤。中有蘭綺，朱火青烟。

①氣，《藝文類聚》卷七十作『器』。

香爐銘

梁元帝

蘇合氤氳，飛烟若雲。時濃更薄，乍聚還分。火微難盡，風長易聞。孰云道力，慈悲所熏。

頌

鬱金香頌

左九嬪

伊此奇香，名曰鬱金。越此殊域，厥珍來尋。芬香酷烈，悦目欣心。明德惟馨，淑人是欽。窈窕淑媛，服之褵襟。永垂名實，曠世弗沉。

藿香頌

江文通

桂以過烈，麝以太芬。摧阻夭壽，扶抑人文。詎如藿香，微馥微馚。攝靈百仞，養氣青雲。

瑞沉寶峰頌并序

臣建謹案，《史記·龜策傳》曰：『有神龜在江南嘉林中。嘉林者，獸無虎狼，鳥無鴟梟，草無毒螫，野火不及，斧斤不至，是謂嘉林。龜在其中，常巢於芳蓮之上，在脅書文曰：「甲子重光，得我者爲帝王。」』由是觀之，豈不偉哉？臣少時在書室中，雅好焚香，有海上道士向臣言曰：『子知沉之所出乎？請爲子言。蓋江南有嘉林，嘉林者，美木也。木美則堅實，堅實則善沉，或秋水泛溢，美木漂流，沉於海底。蛟龍蟠伏於上，故木之香清烈而戀水；濤瀨淙激於下，故木之形嵌空而類山。』近得小山於海賈，巉岩可愛，名之曰瑞沉寶峰，不敢藏諸私室，謹齋莊潔誠，跪進玉陛，以爲天壽聖節瑞物之獻。臣建謹拜手稽首而爲之頌曰：

大江之南，粤有嘉林。嘉林之木，入海而沉。蛟龍枕之，香冽自清。濤瀨漱之，峰岫乃成。海神愕視，不敢閟藏。因潮而出，瑞我明昌。明昌至治，如沉馨香。明昌睿算，如山久長。臣老且耄，聖恩曷報。歌頌陳詩，以配天保。

賦

迷迭香賦　魏文帝

播西都之麗草兮，應青春之凝暉。流翠葉於纖柯兮，結微根於丹墀。芳莫秋之幽蘭兮，麗崑崙之英芝。信繁華之速逝兮，弗見雕於嚴霜。既經時而收采兮，遂肅殺以增芳。去枝葉而持御兮，入綃縠之霧裳。附玉體以行止兮，順微風而舒光。

鬱金香賦　傅玄

葉萋萋以翠青，英蘊蘊以金黃。樹晻藹以成陰，氣芬馥以含芳。陵蘇合之殊珍，豈艾蒳之足方。榮耀帝寓，香播紫宮。吐芬揚烈，萬里望風。

芸香賦　傅咸

攜昵友以逍遥兮，覽偉草之敷英。慕君子之弘覆兮，超托軀於朱庭。俯引澤於月壤兮，仰吸潤乎太清。繁茲綠葉，茂此翠莖。葉葉猗猗兮，枝妍媚以迴縈。象春松之含曜兮，鬱蓊蔚以葱青。

幽蘭賦　楊炯

維幽蘭之芳草，禀天地之純精；抱青紫之奇色，挺龍虎之佳名。不起林而獨秀，必固本而叢生。爾乃丰茸十步，綿連九畹；莖受露而將低，香從風而自遠。當此之時，叢蘭正滋；美庭闈之孝子，循南陔而采之。楚襄王蘭臺之宮，零落無叢；漢武帝猗蘭之殿，荒凉幾變。聞昔日之芳菲，恨今人之不見。至若桃花水上，佩蘭若而續魂；竹箭山陰，坐蘭亭而開宴。江南則蘭澤爲洲，東海則蘭陵爲縣。隰有蘭兮蘭有枝，贈遠别兮交新知；氣如蘭兮長不改，心若蘭兮終不移。

及夫東山月出，西軒日晚；授燕女於春闈，降陳王於秋坂。乃有送客金谷，林塘坐曛；鶴琴未罷，龍劍將分；蘭缸燭耀，蘭麝氣氳；舞袖迴雪，歌聲遏雲。度清夜之未艾，酌蘭英以奉君。若夫靈均放逐，離群散侶；亂鄢郢之南都，下瀟湘之北渚；步遲遲而適怨，心鬱鬱而懷楚；徒眷戀於君王，斂精神於帝女。河洲兮極目，芳菲兮襲予；思公子兮不言，結芳蘭兮延佇。借如君章有德，通神感靈；懸車舊館，請老山庭；白露下而警鶴，秋風高而亂螢；循階除而下，望見秋蘭之青青。

重曰：『若有人兮山之阿，紉秋蘭兮歲月多。思握之兮猶未得，空佩之兮欲如何。』遂抽琴轉操，爲幽蘭之歌，歌曰：『幽蘭生兮，于彼朝陽；含雨露之津潤，吸日月之休光。美人愁思兮，採芙蓉於南浦；公子忘憂兮，樹萱草於北堂。雖處幽林與窮谷，不以無人而不芳。』趙元淑聞而嘆曰：『昔聞蘭葉據龍圖，複道蘭林引鳳雛。鴻歸燕去紫莖歇，露往霜來緑葉枯。悲秋風之一敗，與萬草而爲芻。』

木蘭賦 并序

李華

華容石門山有木蘭樹，鄉人不識，伐以爲薪。餘一本，方操柯未下，縣令李韶行春見之，息焉其陰，喟然嘆曰：『功刋桐君之書，名載騷人之詞。生於遐深，委於薪燎。天地之産珍物，將焉用之？』爰戒虞衡，禁其剪伐。按《本草》：『木蘭，似桂而香，去風熱、明耳目，在木部上篇。』乃採斫以歸，理疾多驗。由是遠近從而採之，幹剖支分，殆枯槁矣。士之生世，出處語默，難乎哉。韶，余從子也，常爲余言，感而爲賦云：

溯長江以遐覽，愛楚山之寂寥。山有嘉樹兮名木蘭，鬱森森以苕苕。當聖政之文明，降元和於九霄。更祲冷之爲虐，貫霜雪而不凋。白波潤其根柢，玄雪暢其枝條。沐春雨之濯濯，鳴秋風以蕭蕭。素膚紫肌，緑葉緗蒂。疏密聳附，高卑蔭蔽。華如雪霜，實若星麗。節勁松竹，香濃蘭桂。宜不植於人間，聊獨立於天際。徒翳薈兮爲鄰，挺堅芳兮此身。嘉名列於道書，墜露飲乎騷人。至若靈山霧歇，藹藹林樾。當楚澤之晨霞，映洞庭之夜月。發聰明於視聽，洗煩濁於心骨。韵衆壑之空峒，澹微雲之滅没。草露白兮山凄凄，鶴既唳兮猿復啼。窅深林以冥冥，覆百仞之玄溪。彼逸人兮有所思，戀芳陰兮步遲遲。悵幽獨兮人莫知，懷馨香兮將爲誰。惋樵父之無惠，混衆木而皆盡。指書類而揮斤，遇仁人之不忍。伊甘心而剿絶，俄固柢於傾隕。憐春華而朝寒兮，顧落日而迴軫。達者有言，巧勞智憂。養命蠲疫，人胡不求。枝殘體剥，澤盡枯留。顦悴空山，離披素秋。鳥避弋而高翔，魚畏網而深游。不材則終其天年，能鳴則危於俎羞。奚此木之不終，獨隱見而罹憂。自昔淪芳於朝市，墜實於林丘，徒鬱咽而無聲，可勝言而計籌者哉？吾聞曰：『人助者信，神聽者直。』則臧倉贊言，宣尼失職。出處語默，與時消息。則子雲投閣，方回受殛。』故知天地無心，死生同域；紜紜品物，物有其極。至人者，要惟循於自然，寧任夫智之與力？雖賢愚，各全其好惡，草木不夭，其生植已而已，而翳（疑誤）。不可得。

沉香山子賦

蘇子瞻

古者以芸爲香，以蘭爲芬；以鬱鬯爲祼，以脂蕭爲焚；以椒爲堅①，以蕙爲薰。杜蘅帶屈，菖蒲薦文。麝多忌而本膻，蘇合若香而實葷。嗟吾知之幾何，爲六入之所分。方根塵之起滅，常顛倒其天君。每求似於仿佛，或鼻勞而妄聞。獨沉水爲近正，可以配薝蔔而并云。矧儋崖之異産，實超然而不群。既金堅而玉潤，亦鶴骨而龍筋。惟膏液之内足，故把握而兼斤。顧占城之枯朽，宜爨釜而燎蚊。宛彼小山，巉然可欣。如太華之倚天，象小孤之插雲。往壽子之生朝，

①堅，《香乘》卷二十八作『塗』。

以寫我之老勤。子方面壁以終日，豈亦歸田[1]而自耘。幸置此於几席，養幽芳於帨帉。無一往之發烈，有無窮之氤氳。豈非獨以飲東坡之壽，亦所以食黎人之芹也。

鷄舌香賦

顔博文

沈括以丁香爲鷄舌，而醫者疑之。古人用鷄舌，取其芬芳，便於奏事。世俗蔽於所習，以丁香狀之於鷄舌，大不類也。乃慨然有感，爲賦以解之。

嘉物之産，潛竄山谷。其根盤貯，龍隱蛇伏。期微生之可保，處幽翳而自足。方吐英而布葉，似干世而無欲。郁郁嬌黄，綽綽疏緑。偶咀嚼而有味，以奇功而見録。攘肌被逼，粉骨遭辱。雖功利之及人，恨此身之莫贖。惟彼鷄舌，味和而長，氣烈而揚，可與君子，同升廟堂。發胸臆之藻繪，粲齒牙之冰霜。一語不忌，澤及四方。泝日月而上征，與鴛鷺而同翔。惟其施之得宜，豈凡物之可當。以彼疑似，猶有可議。雖二名之靡同，渺不害其爲貴。彼鳳頸而龍準，謂蜂目而烏喙。況稱諸木之長稽形而實質類者哉？殊不知天下之物，竊名者多矣。鷄腸烏啄，牛舌馬齒，川有羊蹄，山有鳶尾，龍膽虎掌，豨膏鼠耳，鴟脚羊眼，鹿角豹足，彘顱狼跋，狗脊馬目，燕頷之黍，虎皮之稻，蒓貴雉尾，藥尚鷄爪。葡萄取象於身乳，婆律謬稱於龍腦。笋鷄脛以爲珍，瓠牛角而貴早。亦有鴨脚之葵，狸頭之瓜，魚甲之松，鶴翎之花。以鷄頭龍眼而充果，以雀舌鷹爪而名茶。彼争功而擅價，咸好大而喜誇。其間名實相叛，是非迭居。得其實者，如聖賢之在高位；無其實者，如名器之假盜軀。嗟所遇之不同，亦自賢而自愚。彼方遺臭於海上，豈芬芳之是娱。嫫母飾貌而薦衾，西子掩面而守閭。餌醯醬而委醍醐，佩碔砆而捐瓊琚。捨文茵兮卧籧篨，習薤露兮廢笙竽。劍非錐而補履，驥垂頭而駕車。蹇不遇而被謗，將栖栖而焉圖。是香也，市井所緩，廊廟所

[1] 四庫本「歸田」前有「終」字，據《香乘》卷二十八删。

急，豈比馬蹄之近俗，燕尾之就濕？聽秋雨之淋淫，若蒼天爲兹而雪泣。若將有人依黽甲之屏、炷鵲尾之爐，研以鳳咮，筆以鼠鬚，作蜂腰鶴膝之語，爲鵠頭虻脚之書。爲兹香而解嘲，明氣類而不殊。願獲用於賢相，藹芳烈於天衢。

銅博山香爐賦　梁昭明太子

禀至精之純質，産靈岳之幽深。探衆倕之妙旨，運公輸之巧心。有蕙帶而岩隱，亦霓裳而升仙。寫崧山之巃嵸，象鄧林之芊眠。於時青烟司寒，晨光翳景，翠帷已低，蘭膏未屏，炎蒸内耀，苾芬外揚。似慶雲之呈色，若景星之舒光。信名嘉而用美，永爲玩於華堂。

詩

詩句

百和裛衣香。金泥蘇合香。紅羅複斗帳，四角垂香囊。古詩

盧家蘭室桂爲梁，中有鬱金蘇合香。梁武帝

合歡襦重①百和香。陳後主

彩墀散蘭麝，風起自生香。鮑照

燈影照無寐，心清聞妙香。朝罷香烟携滿袖。杜工部

燕寢凝清香。韋蘇州

裊裊沉水烟。披書古芸馥。守帳燃香暮。沉香火暖茱萸烟。李長吉

豹尾香烟滅。陸厥

重熏異國香。李廓

多燒荀令香。張見正②

然香氣散不飛烟。陸瑜

羅衣亦罷熏。胡曾

①重，《香乘》卷二十七作「熏」。

②張見正，《香乘》卷二十七作「張正見」。

沉水熏衣白璧堂。胡宿

丙舍無人遺燼香。温庭筠

夜燒沉水香。香烟橫碧縷。蘇子瞻

珠綠①凝篆香。黄魯直

焚香破今夕。燕坐獨焚香。簡齋

焚香澄神慮。韋蘇州

向來一瓣香，敬爲曾南豐。陳後山

博山爐中百和香，鬱金蘇合及都梁。吴以均②

金爐絶沉燎。熏爐鷄棗香③。博山爐烟吐香霧。古詩④

龍爐傍日香。爐烟添柳重。楊巨源⑤

金爐蘭麝香。沈荃期⑥

爐熏暗徘徊。張籍

金爐細炷通。李賀

睡鴨香爐換夕熏。荀令香爐可待熏。李商隱

衣冠身惹御爐香。賈至

博山爐吐五雲香①。韋應物

蓬萊宮繞玉爐香。陳陶

噴香睡獸高三尺②。羅隱

綉屏銀鴨香蓊濛。温庭筠

浥浥爐香初泛夜。東坡

日烘荀令炷香爐③。山谷

午夢不知緣底事，篆烟燒盡一盤花。劉屏山

①珠綠，《香乘》卷二十七作『蛛絲』。
②吴以均，《香乘》作『吴均』。
③鷄棗香，《香乘》作『鷄舌香』。
④四庫本闕『古詩』二字，據《香乘》補。
⑤四庫本作『韋巨源』，據《香乘》改。
⑥沈荃期，《香乘》作『沈佺期』。

①《香乘》作『博山吐香五雲散』。
②《香乘》作『噴香瑞獸金三尺』。
③《香乘》作『日烘荀令炷爐香』。

微風不動金猊香。陸放翁

寶熏 黃魯直

賈天錫惠寶熏，以『兵衛森畫戟，燕寢凝清香』十詩報之。

險心游萬仞，躁欲生五兵。隱几香一炷，靈臺湛空明。

晝食鳥窺臺，宴坐日過砌。俗氛無因來，烟霏作輿衛。

石蜜化螺甲，榠櫨煮水沉。博山孤烟起，對此作森森。

輪囷香事已，郁郁著書畫。誰能入吾室，脱汝世俗械。

賈侯懷六韜，家有十二戟。天資喜文事，如我有香癖。

林花飛片片，香歸銜泥燕。開①合和春風，還尋蔚宗傳。

公虛采芹②宮，行樂在小寢。香光當發聞，色敗不可稔。

床帷夜氣馥，衣桁曉烟凝。風③溝鳴急雪，睡鴨照華燈。

雉尾映鞭聲，金爐拂太清。班近聞香早，歸來學得成。

衣篝麗紈綺，有待乃芬芳。當念真富貴，自熏知見香。

帳中香二首 山谷

百煉香螺沉水，寶熏近出江南。一穗黃雲繞几，深禪相對同參。

螺甲割崑崙耳，香材屑鷓鴣斑。欲雨鳴鳩日永，不惟①睡鴨春閑。

戲用前韻 有聞帳中香以爲熬蠟香

海上有人逐臭，天生鼻孔司南。但印香岩本寂，不必叢林遍參。

我讀蔚宗香傳，文章不減二班。誤以甲爲淺俗，却知麝要防閑。

和魯直韻 東坡

四句燒香偈子，隨香遍滿東南。不是聞思所及，且令鼻觀先參。

萬卷明窗小字，眼花只有斕斑。一炷烟消火冷，半生身老心閑。

①開，《香乘》卷二十七作「閉」。

②芹，《香乘》作「蘋」。

③風，《香乘》作「瓦」。

①不惟，《香乘》卷二十七作「下帷」。

次韻答子瞻

山谷

置酒未容虛左，論詩時要指南。迎笑天香滿袖，喜君先赴朝參。

迎燕温風旋旋，潤花小雨斑斑。一炷香中得意，九衢塵裏偷閑。

再和

置酒未逢休沐，便同越北燕南。且復歌呼相和，隔墻知是曹參。

丹青已是前世，竹石時窺一斑。五字還當靖節，數行誰似高閑。

印香

東坡

子由生日，以檀香觀音像及新合印香銀篆盤爲壽。

旃檀婆律海外芬，西山老臍柏所薰。香螺脱黶來相群，能結縹緲風中雲。一燈如螢起微焚，何時度盡繆篆紋。繚繞無窮合復分，綿綿浮空散氤氳。東坡持是壽卯君，君少與我師皇墳。旁資老聃釋迦文，共厄中年點蠅蚊。晚遇斯須何足云，君方論道承華勳。我亦旗鼓嚴中軍，國恩未報敢不勤。但願不爲世所醺，爾來白髮不可耘。問君何時返鄉枌，收拾散亡理放紛。此心實與香俱焄，聞思大士應已聞。

沉香石

東坡

壁立孤峰倚硯長，共凝[1]沉水得頑蒼。欲隨楚客紉蘭佩，誰信吴兒是木腸。

山下曾逢化私[2]石，玉中還有辟邪香。早知百和俱灰燼，未信人言弱勝剛。

凝齋香

曾子固

每覺西齋景最幽，不知官是古諸侯。一尊風月身無事，千里耕桑歲共秋。

雲水醒心鳴好鳥，玉泉清耳漱沉[3]流。香[4]烟細細臨黄卷，凝在香烟最上頭。

肖梅香

張吉甫

江村招得玉妃魂，化作金爐一炷雲。但覺清芬暗浮動，不知碧篆已氤氳。

[1] 凝，《香乘》卷二十七作「疑」。

[2] 私，《香乘》作「松」。

[3] 沉，《香乘》卷二十七作「長」。

[4] 香，《香乘》作「沉」。

春收東閤簾初下，夢想西湖被更熏。真似吾家雪溪上，東風一夜隔籬聞。

香界　朱晦庵

幽興年來莫與同，滋蘭聊欲泛東風。真成佛國香雲界，不好①淮山桂樹叢。
花氣無邊醺欲醉，靈芬一點静還通。何須楚客紉秋佩，坐卧經行向此中。

次韵蘇藉返魂梅六首　陳子高

誰道春歸無覓處，眠齋香霧作春昏。君詩似説江南信，試與梅花招斷魂。

東風欺人底薄相，花信無端冲雪來。妙手誰知煨燼裏，等閑種得臘前梅。

花開莫奏傷心曲，花落休矜稱面妝。只憶夢爲蝴蝶去，香雲密處有春光。

老夫粥後惟耽睡，灰暖香濃百念消。不學東門醉②公子，鴨爐烟裏逞風標。

鼻根無奈重香繞，編處春隨夜色匀。眼底狂花開底事，依然看作一枝春。

漫道君家四壁空，衣篝沉水晚朦朧。詩情似被花相惱，入我香奩境界中。

龍涎香　劉子量①

瘴海驪龍供素沫，蠻村花露浥情滋。微參鼻觀猶疑似，全在爐烟未發時。

燒香曲　李商隱

鈿雲蟠蟠牙比魚，孔雀翅尾蛟龍鬚。漳宫舊樣博山爐，楚嬌捧笑開芙蕖。八蠶繭綿小分炷，獸焰微紅隔雲母。白天月澤寒未冰，金虎含秋向東吐。玉佩呵光銅照昏，簾波日暮衝斜門。西來欲上茂陵樹，柏梁已失栽桃魂。露庭月井大紅氣，輕衫薄袖當君意。蜀殿瓊人伴夜深，金鑾不問殘燈事。何當巧吹君懷度，襟灰爲土填清露。

焚香　邵康節

安樂窩中一炷香，陵晨焚意豈尋常。禍如能免人須諂，福若待求天可量。
且異緇黃徼廟貌，又殊兒女裛衣裳。非圖聞道至於此，金玉誰家不滿堂。

①好，《香乘》卷二十七作「數」。

②醉，《香乘》卷二十七作「貴」。

①劉子量，《香乘》卷二十七作「劉子翬」。

焚香　楊廷秀

琢瓷作鼎碧於水，削銀爲葉輕如紙。不文不武火力均[1]，閉閤下簾風不起。詩人自炷古龍涎，但令有香不見烟。素馨欲開末利折，底迅[2]龍涎和檀棧。平生飽食山村[3]味，不料此香殊嫵媚。呼兒急取蒸木犀，却作書生真富貴。

燒香　陳去非

明窗延静晝，默坐息諸緣。聊將無窮意，寓此一炷烟。當時戒定慧，妙供均人天。我豈不清友[4]，於今醒心然。爐香裊孤碧，雲縷飛數千。悠然凌空去，縹緲隨風還。世事有過現，薰性無變遷。應如水中月，波定還自丸。

焚香　郝伯常

花落深庭日正長，蜂何撩繞[5]燕何忙。匡床不下凝塵滿，消盡年光一炷香。

覓香

磬室從來一物無，博山惟有一香爐。而今荀令真成癖，祇欠精神裊坐隅。

①均，《香乘》卷二十七作「勻」。
②迅，《香乘》作「處」。
③村，《香乘》作「林」。
④四庫本闕「友」字，據《香乘》卷二十七補。
⑤繞，《香乘》卷二十七作「亂」。

覓香　顔博文

王希深合和新香，烟氣清洒，不類尋常等，可以爲道人開筆端消息。

玉水沉沉影，銅爐裊裊烟。爲思丹鳳髓，不愛老龍涎。皂帽真閑客，黄衣小病仙。定知雲屋下，綉被有人眠。

修香　陸放翁

空庭一炷，上有神明。家廟一炷，曾英祖靈。且謝[1]且祈，持此而已。此而不爲，吁嗟已矣。

香爐

四座且莫喧，願聽歌一言。請説銅香爐，崔巍象南山。上枝似松柏，下根據銅盤。雕文各異類，離婁自相連。誰能爲此器，公輸與魯般。朱火然其中，

①四庫本闕「且謝」二字，據《香乘》卷二十七補。

青烟颺其間。順入君懷裏，四座莫不歡。香風難久居，空令蕙草殘。

博山香爐　劉繪

參差鬱佳麗，合沓紛可憐。蔽虧千種樹，出没萬重山。上鏤秦王子，駕鶴翔紫烟。下刻盤龍勢，矯首半銜連。傍爲洛①水麗，芝蓋出岩間。後有漢游女，拾翠弄全②妍。榮色何雜揉，縟綉更相鮮。麏鹿或朦倚③，林薄香芊眠。撩華如不發，含熏未肯然。風生玉階樹，露浥曲池蓮。寒蟲飛夜室，秋雲没曉天。

博山香爐④　沈約

凝芳俟朱燎，先鑄首山銅。環姿信岩崿，奇態實玲瓏。赤松游其上，斂足御輕鴻。蛟龍蟠其下，驤首盼層穹。嶺側多奇樹，或孤或連叢。岩間有佚女，垂袂似含風。翬飛若未已，虎視鬱金雄。百和清夜吐，蘭烟四面融。如彼崇朝氣，觸石繞華嵩。

樂府

詞句

玉帳鴛鴦噴沉麝。李太白

沉檀烟起盤紅霧。徐昌圖

寂寞綉屏香一縷。韋

衣惹御爐香。薛昭藴

博山香炷融。戚熙震

爐香烟冷自亭亭。李中主

香草續殘爐。謝希深

爐香静逐游絲轉。晏同叔

四和裊金凫。秦叔度

①洛，《香乘》卷二十七作『伊』。

②全，《香乘》卷二十七作『餘』。

③《香乘》卷二十七作『麇麚或騰倚』。

④《香乘》卷二十七詩題作『和劉雍州繪博山香爐詩』，詩文略有差異。

盡日水沉香一縷。玉盤香篆看徘徊。趙德慶

金鴨香凝袖。衣潤費爐烟。周美成

朱麝堂中香。長日篆烟銷。香滿雲窗月户。熏爐熟水留香。綉被熏香透。元裕之

鷓鴣天・木犀

元裕之

桂子紛翻浥露黄。桂華高韵静年芳。薔薇水潤宫衣軟，波律膏清月殿凉。

雲袖[1]句，海仙方，情緣心事兩相忘。衰蓮枉誤秋風客，可是無塵袖裏香。

天香・龍涎香

王沂孫

孤嶠蟠烟，層濤悦月，驪宫夜採鉛水。訊遠槎風，夢深薇露，化作斷魂心字。紅瓷候火，還乍識、冰環[2]玉指。一縷縈簾翠影，依稀海風雲氣。幾回殢[3]嬌半醉。剪青燈、夜寒花碎。更好故溪飛雪，小窗深閉。荀令如今頓老，總忘却、尊前舊風味。漫惜餘薰，空篝素被。

慶清朝慢・軟香

詹天游

紅雨争霏，芳塵生潤，將春都擣成泥。分明蕙風薇露，花氣遲遲。無奈汗酥浥透，温柔鄉裏濕雲痴。偏厮稱，霓裳霞佩，玉骨冰肌。誰品處，誰咏處，驀然地不在泊意。聞款款生綃扇底，嫩凉動個些兒。似醉渾無氣力，海棠一色睡胭脂。真奇絶，這般風韵，韓壽争知。

①雲袖，《香乘》卷二十七作「雲岫」。

②四庫本闕「乍識、冰環」四字，據《香乘》卷二十七補。

③四庫本闕「殢」字，據《香乘》卷二十七補。

文華叢書

《文華叢書》是廣陵書社歷時多年精心打造的一套綫裝小型開本國學經典。選目均爲中國傳統文化之經典著作，如《唐詩三百首》《宋詞三百首》《古文觀止》《四書章句》《六祖壇經》《山海經》《天工開物》《歷代家訓》《納蘭詞》《紅樓夢詩詞聯賦》等，均爲家喻户曉、百讀不厭的名作。裝幀採用中國傳統的宣紙、綫裝形式，古色古香，樸素典雅，富有民族特色和文化品位。精選底本，精心編校，字體秀麗，版式疏朗，價格適中。經典名著與古典裝幀珠聯璧合，相得益彰，贏得了越來越多讀者的喜愛。現附列書目，以便讀者諸君選購。

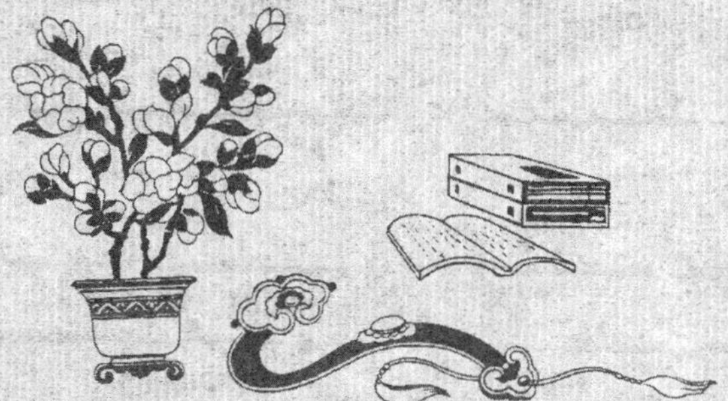

人間詞話（套色）（二冊）
了凡四訓　勸忍百箴（二冊）
三字經・百家姓・千字文・弟子規（外二種）（二冊）
三曹詩選（二冊）
小窗幽紀（二冊）
山谷詞（套色、插圖）（二冊）
山海經（插圖本）（三冊）
千家詩（二冊）
王安石詩文選（二冊）
王維詩集（二冊）
天工開物（插圖本）（四冊）
元曲三百首（二冊）
元曲三百首（插圖本）（二冊）
太極圖説・通書（二冊）
水雲樓詞（套色、插圖）（二冊）
片玉詞（套色、注評、插圖）（二冊）
六祖壇經（二冊）
文心雕龍（二冊）
文房四譜（二冊）
孔子家語（二冊）
世説新語（二冊）
古文觀止（四冊）
古詩源（三冊）
史記菁華録（三冊）
史略・子略（三冊）
四書章句（大學、中庸、論語、孟子）（二冊）
白雨齋詞話（三冊）
白居易詩選（二冊）
老子・莊子（三冊）
西廂記（插圖本）（二冊）
列子（二冊）
伊洛淵源録（二冊）
孝經・禮記（三冊）
花間集（套色、插圖本）（二冊）
杜牧詩選（二冊）
李白詩選（簡注）（二冊）
李商隱詩選（二冊）
李清照集附朱淑真詞（二冊）

近三百年名家詞選（三册）
近思録（二册）
辛弃疾詞（二册）
宋元戲曲史（二册）
宋詞三百首（二册）
宋詞三百首（套色、插圖本）（二册）
宋詩舉要（三册）
初唐四傑詩（二册）
長物志（二册）
林泉高致・書法雅言（一册）
東坡志林（二册）
東坡詞（套色、注評）（二册）
呻吟語（四册）
金剛經・百喻經（二册）
金奩集（二册）
周易・尚書（二册）
孟子（附孟子聖迹圖）（二册）
孟浩然詩集（二册）
草堂詩餘（二册）
茶經・續茶經（三册）
荀子（三册）
柳宗元詩文選（二册）
秋水軒尺牘（二册）
鬼谷子（二册）
姜白石詞（一册）
洛陽伽藍記（二册）
紅樓夢詩詞聯賦（二册）
秦觀詩詞選（二册）
格言聯璧（二册）
珠玉詞・小山詞（二册）
笑林廣記（二册）
唐詩三百首（二册）
唐詩三百首（插圖本）（二册）
酒經・酒譜（二册）
浮生六記（二册）
孫子兵法・孫臏兵法・三十六計（二册）
陶庵夢憶（二册）
陶淵明集（二册）

納蘭詞（套色、注評）（二册）
菜根譚・幽夢影・圍爐夜話（三册）
菜根譚・幽夢影（二册）
雪鴻軒尺牘（二册）
張玉田詞（二册）
搜神記（二册）
閑情偶寄（四册）
飲膳正要（二册）
曾國藩家書精選（二册）
畫禪室隨筆附骨董十三説（二册）
絶妙好詞箋（三册）
夢溪筆談（三册）
楚辭（二册）
園冶（二册）
傳習録（二册）
傳統蒙學叢書（二册）
詩品・詞品（二册）
詩經（插圖本）（二册）
裝潢志・賞延素心録（外九種）（二册）
經史問答（二册）
經典常談（二册）
管子（四册）
隨園食單（二册）
蕙風詞話（三册）
歐陽修詞（二册）
遺山樂府選（二册）
墨子（三册）
樂章集（插圖本）（二册）
論語（附聖迹圖）（二册）
歷代家訓（簡注）（二册）
戰國策（四册）
學詞百法（二册）
學詩百法（二册）
韓愈詩文選（二册）
藝概（二册）
顔氏家訓（二册）
*憶雲詞（二册）

（加*爲待出書目）

清賞叢書

《清賞叢書》是廣陵書社最新打造的一套綫裝小開本圖書。本叢書選目均爲古人所稱清玩之物、清雅之言，主要是有關古人精緻生活、書畫金石鑒賞等著作，如高濂《遵生八箋》、張岱《西湖夢尋》、曹昭《格古要論》等，讓喜好傳統文化的讀者，享受古典之美，欣賞風雅之樂。

本叢書裝幀仍採用中國傳統的宣紙、綫裝形式，與本社另一套經典名著叢書《文華叢書》相得益彰，古色古香，樸素典雅，富有民族特色和文化品位。本社精選底本，精心編校，版式疏朗，字體秀麗，價格適中。現附列書目，以便讀者選購。

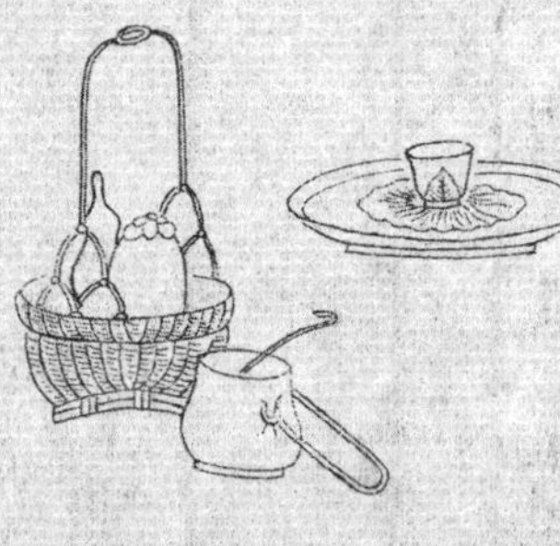

山家清供附山家清事（二册）
西湖夢尋（二册）
牡丹譜 芍藥譜（二册）
荔枝譜（二册）
香譜（二册）
洞天清禄集 格古要論（二册）
梅蘭竹菊譜（二册）
猫苑 猫乘（二册）
琴史（二册）
遵生八箋·四時調攝箋（四册）
遵生八箋·起居安樂箋（二册）
遵生八箋·飲饌服食箋（三册）
遵生八箋·燕閑清賞箋（三册）
*印典（二册）
*汝南圃史（三册）

（加*爲待出書目）

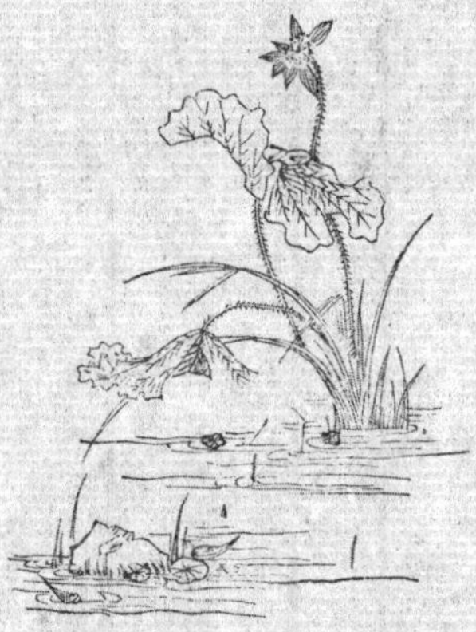